LOCUS

LOCUS

LOCUS

LOCUS

mark

這個系列標記的是一些人、一些事件與活動。

mark 51 有翅膀的小紅鞋

(Hannah's Gift: Lessons from a Life Fully Lived)

作者：瑪莉亞．郝斯登(Maria Housden)

譯者：林師祺　責任編輯：楊郁慧　美術設計：何萍萍

法律顧問：全理法律事務所董安丹律師

出版者：大塊文化出版股份有限公司

台北市105南京東路四段25號11樓

www.locuspublishing.com

讀者服務專線：0800-006689

TEL：(02)87123898　FAX：（02）87123897

郵撥帳號：18955675　戶名：大塊文化出版股份有限公司

總經銷：大和書報圖書股份有限公司　地址：台北縣五股工業區五工五路2號

電話：（02）8990-2588（代表號）　傳真：（02）2290-1658

排版：天翼電腦排版印刷股份有限公司　製版：源耕印刷事業有限公司

初版一刷：2005年7月

定價：新台幣220元　Printed in Taiwan

國家圖書館出版品預行編目資料

有翅膀的小紅鞋／瑪莉亞.郝斯登（Maria Housden）著；林師祺譯.－－初版.－－臺北市：大塊文化，

2005【民94】面；　公分.－－(mark ; 51)譯自：Hannah's gift : lessons from a life fully lived

ISBN 986-7291-44-1(平裝)　　1. 癌 2. 病患 - 美國 - 傳記

415.271　　94010819

有翅膀的小紅鞋

Maria Housden　著
林師祺　譯

我以滿心的感激和愛，
將本書獻給威爾（Will）、漢娜（Hannah）、瑪格莉特（Margaret）、瑪德蓮（Madelaine）。

……幼小的靈魂，慢慢沿著水塘邊緣走，
小心選擇你將來會失去的事物；然而你選什麼都無所謂。

——珍・賀胥斐

珍・賀胥斐(Jane Hirshfield)，美國當代女詩人、散文家、翻譯家。
二〇〇四年秋天榮獲美國詩人學院頒發第七十屆傑出詩人獎。

目錄

紅鞋天使留下愛的故事

曾條昌

第一次看漢娜的故事時，彷彿見到一個穿紅鞋的小女孩，正張著大眼睛，笑咪咪地看著我。透過這本書，關於她留下「愛」的故事，我認識了這個特別的孩子。

三歲時發現罹患罕見腎臟橫紋肌樣肉瘤的漢娜，跟我所認識的許多罕病兒童一樣，是上天派到凡間的天使。她勇於面對疾病的挑戰，認眞、積極、快樂度過她寶貴的每一天，用她的心靈探索世界上美好的事物，用她的堅持改變許多人。她不吝惜與旁人分享她所明白的眞理，讓我們得以跟天堂，跟上帝更爲接近。

漢娜的母親，與所有家有罕病兒的母親一樣，在得知愛女罹患如此難以治癒的疾病後，內心飽受衝擊，由拒絕到面對，尋求各種醫治良方，由盼望奇蹟到失望以至於絕望；直到孩子離開人世，心中的失落、挫敗無法言喻，而後再藉由信仰、自我追尋、朋友團體的扶持，重新肯定自身的價值與肯定，發現孩子所留下的愛與意義。這一番心路歷程，藉由作者的親身描述，我們看到了人性的懦弱與堅強，內心深處也被深深觸動。

罕見疾病基金會的成立，也是源自兩位病童家長的大愛而起。他們期待貢獻一己所能，協助每一個家有罕病兒的家庭。經過多方奔走、拜會、籌募基金，歷經萬難，終於在各界熱心贊助下，基金會得以成立，並跨入服務罕病病友之領域。在基金會的協助下，病家們彼此認識，互相交流打氣，分享心情；面臨孩子離開時的悲傷失落，透過彼此的安慰同理，也得以漸漸撫平。除此之外，藉由專業社工、醫療諮詢人員的協助，獲得罕見疾病的相關資訊，甚至集結眾人之力，向社會與政府發聲，使罕病病友能平等立足，獲得更多應有的照顧。

罕見疾病基金會發起人，本身也是病友家長的陳莉茵女士常說，生命不在乎長度，而在乎是否有熱度，有寬度，有深度。如同作者在前言中所說，生命眞正的度量標準不在於長短，而在於過得是否充實。從一個在乎他人眼光的母親，到一心只爲兒女的媽媽，最終成爲重新發現自我價值的女人，是漢娜給了她力量，改變了她，同時也改變了許多認識與不認識漢娜的人。漢娜不僅自己用心生活，她也啓發了許多人，讓她們的生命得以完整。

人生本來就隱藏著許多未知數，我們都無法預期在下一刻，會面臨怎樣的驚奇或衝擊，老天爺安排了何種考驗在等待著我們。因此，我們只能心懷感激，感激祂在考驗中不忘提示我們眞理，感激祂在困難中不忘派遣一位天使來鍛鍊我們，啓發我們。更感謝祂安排了漢娜及她的母親，讓我們得以知悉生命的意義與眞理。

（本文作者爲財團法人罕見疾病基金會執行長，網址：http://www.tfrd.org.tw）

生命的禮物

蘇絢慧

孩子是美好的禮物，無論他笑、他哭、他說話、他成長，每一件事都成為父母欣喜與滿足的泉源。有了他，像擁有了全世界，讓人感受到生命的圓滿，沒有遺憾。

但若一個孩子來到世上只有短短的時光，在短短的時光裡，他受苦、受痛、受折磨，根本沒機會去經驗與完成大人心中所認爲的美好未來，這樣的生命會是一個禮物嗎？

我從漢娜和母親之間的故事裡發現，即使一個生命只有短短四年，仍然能夠帶來豐富的生命智慧，讓人從中體會與學習「生命」究竟爲何。它似乎是個失去，卻也蘊藏豐厚的獲得。

領悟生命並不是容易學習的功課；它常是以心痛、受苦、悲傷、折磨與難捨，還有無盡的淚水換來的。我在閱讀本書時，數度啜泣，心中的抑鬱之情難以形容；好幾次需要暫停，深呼吸之後才能繼續。這本厚重的生命課題，的確並不容易承受。但我仍願意進入漢娜與母親的故事中，去理解與領受此書傳遞的生命訊息。我好奇著是什麼樣的力量，讓一個母親就算承受了失去孩子的悲痛，仍能站起來告訴世人，漢娜在世的短短時光並非白白走一遭，而是爲她與她的家人，甚至是陌生人帶來了奧妙的生命禮物。

這美好的禮物便是關於愛、信心、勇氣與同理心。

愛是無形且抽象的，沒有經過人的闡述與表達，其實無法彰顯出來。漢娜如何愛著家人、家人如何愛著漢娜，在生病、治療、死亡，以及死亡之後，完全表露無遺。愛不是希望對方來滿足自己的需求，而是願意站在對方的位置上，成全對他來說最好的安排。失去孩子很痛，但看見孩子多承受了一刻的苦，便願意放手，讓孩子的靈魂得到自由。並且相信，愛是恆久的；就算形體不見，但這愛在心中的位置永遠不會消失，不會遺忘，成爲生命裡重要的一部分。

信心並不是懇求上天改變生命難以承受的際遇。一如作者所說，信心是「如我所願」到「遵從你旨意」的過程。許多人相信若具備充分的信心，便能以意志力和信念來扭轉乾坤，讓患重病的垂死之人起死回生，免於死亡。事實上，當極力使用各種方法或儀式仍無法驅趕死亡的陰霾時，人們的信心便開始動搖，懷疑信仰有何用處。漢娜的生命讓母親體會到的信心是：「信心不是相信，而是放下所有信念。信心不是祈求事情將來有所轉變，而是來者不拒的平靜心情。信心是心甘情願相信，事情就是如此。」相信生命自有一番道理，相信生命的運行自有祂的意義與智慧；有什麼信心比這更強大？

關於勇氣的禮物，在全書隨處可見。漢娜本身就是一個富有勇氣的生命。她從不避談死亡，也不表達她眞實的情感與需求。她在某一天向外婆提出一個請求：「我要妳答應我，永遠不會忘記我。」這是一個勇敢的生命，她引領每一個人以勇氣來正視分離，也引領每一個人以勇氣繼續體驗生活。她從未因生病而拒絕讓自己活在歡樂裡，她開放自己讓人們認識她，並藉著她學習表達眞實的自己。

人其實是驕傲的，很難體會別人的痛苦。正如作者所言：「從前，我以爲別人的痛苦都是自找的。我自以爲比他們優越；以爲所謂的同情，就是遺憾他們的生活沒有我完美。」當人以優越感看待別人的苦痛時，便容易將別人視爲充滿不幸、厄運的生命，那並不是眞的貼近了痛苦，感同身受地理解了一個人，而不過是慶幸自己不用碰上壞事情，然後可憐別人「走不出來」的同情心態。漢娜的生病與死亡沒有緣由的降臨在這個家庭、一個母親身上；他們因爲找不出理由而深感痛苦。當別人以局外人身分質疑一定是他們做錯了什麼（像是給漢娜吃了熱狗）才導致患病時，這位母親決定承受這份悲痛，轉而將自身經驗和更多有同樣經驗的父母親分享。在眞正理解別人的苦痛之時，嘗試讓自己不再孤立於世界之外。這便是同理心最深刻的學習。

另一點值得讀者細細體會的是，調適失去一個所愛對象的悲痛，並不是簡易的過程；在告別式過後，在親友的注目關愛消退後，悲傷憂鬱的侵襲才正要開始；許多生活的秩序在這時才開始重新建立；物換星移，人事已非，生命也徹底不同於以往，無法假裝一切都沒有改變。在這個時刻所能做的，惟有誠實面對自己。這或許也是生命與死亡帶來的另一項功課吧！

（本文作者曾任醫療社工師，目前從事失落悲傷關懷工作）

前言

小紅鞋愛跳舞

回首往事，我才發現我整個人生都以那一刻爲中心，默默地繞著它運轉。

那時，我在童鞋專賣店考慮要買哪雙鞋。黑色或藍色皮鞋就能搭配漢娜上幼稚園的所有服裝。我兩種顏色各拿起一隻，問身旁的漢娜：「妳喜歡哪一個？」

漢娜早有定見。

「這是我的鞋。」她舉起一雙紅色漆皮娃娃鞋宣布道。

「漢娜，我今天只能買一雙鞋。那雙是很漂亮，但是不實用。我們要選一雙可以搭配妳的洋裝的。」我耐著性子，保持微笑。

「可是媽咪，」她抗議道：「紅鞋可以搭配所有衣服。而且，」她把腳套進陳列架上那雙紅鞋，儘管足足大了三號：「這雙剛剛好！」

聽到我們對話的女店員笑了。

「妳說呢，媽媽？」店員問我：「要我到倉庫找小一點的尺寸嗎？」

我猶豫著。對我來說，物美價廉、穿著得體都很重要。但是漢娜臉上充滿期待的喜悅之情，讓我把幾乎脫口而出的「不用」給吞了回去。

「好，麻煩妳找找。」我說。

漢娜跳上跳下，興奮地尖叫。店員拿來較小的尺寸讓她試穿，這次果然剛剛好。

「就像灰姑娘一樣！」漢娜輕聲說道。她一本正經地走到鏡子前，定定地站了好一會兒，盯著鏡中腳上的鞋子，然後轉過身來。

「我還是測試一下比較好。」她用鞋尖輕點著地毯，然後走向鞋店門口，我和店員跟在後面。漢娜走到購物商場的中庭，紅鞋踩在木質地板上發出清脆的響聲。

她停下腳步，先用一隻腳的鞋跟敲地板發出喀叮聲，再用另一腳如法炮製。她抬頭咧著嘴笑，看看我有沒有聽到。我微笑，點頭鼓勵她。

她閉上眼睛，張開雙臂，開始跳起舞來。此時此刻她似乎什麼都不在乎，心裡只有腳上那雙鞋；只見她輕巧地在地板上喀叮喀叮地跳著，不斷轉圈圈，還越轉越快。她開心雀躍的心情和醒目的紅鞋捕捉了所有人的目光。

經過的路人先是對漢娜微笑，然後彼此相視而笑。有些人停下來看，幾個小孩與一名老人加入漢娜的行列。有個懷中抱滿購物袋的婦女轉頭對身旁的女子說：「我一直想要一雙紅鞋。」「我也是，」另一個人搭腔：「那我們究竟在等什麼？」

最後，漢娜戲劇化地跌坐在地面結束她的表演，觀眾報以熱烈掌聲與歡呼。漢娜站起身子，撫平洋裝的下襬，調整頭髮上的蝴蝶結。

「媽咪，」她轉身對我說：「我覺得這雙最適合我，妳說呢？」

生命眞正的度量標準不在於長短，而在於過得是否充實。

□

我的女兒漢娜在滿三歲前一個月，被醫生診斷出罹患癌症，撼動了我對自身和人生所相信的一切。面對殘忍而嚴酷的事實，我極力尋找新的答案，漢娜成了我的導師。她眞誠、逗趣、無畏地生活，坦然接受死亡的事實，讓我見識到深奧的大智，明白我們可以用更快樂、更勇敢的方式過日子。

漢娜於一九九四年過世之後，我開始記錄我們一起走過的路，努力回憶每個細節，深怕有絲毫遺漏。然而這是一項令人絕望而難以承受的任務；我一度放棄，讓自己徹底悲傷之後緩緩療癒。我漸漸發現這個故事還沒結束；不是在漢娜死後就打住，反而才剛開始。到我寫這本書，七年過去，其中的某些回憶——可能是彼此相隔數週或數月的短暫片刻——在日常生活中顯得格外鮮明；這些關鍵時刻仍舊活在我的心裡，因爲我還不斷從中得到啓示。

這本書記錄了這些回憶，彷彿是收集了那段時光的相本，是漢娜給我的禮物。希望她的故事可以慰藉痛苦的人，滋養那些缺乏堅定信仰的人，鼓舞那些害怕面對眞相的人。

1

眞相

坦白說，眞誠過

……真理必教你們得以自由。

——〈約翰福音8：32〉

我們兩人在同一天開始流血。

□

我醒來之後，很慢才發現這件事。我從酣甜的睡眠中醒來，還閉著眼睛躺在床上，吸入窗外飄來的涼爽晨間空氣，前晚燠熱的八月高溫稍稍緩解。我舒展身體，心滿意足地輕輕嘆息。身旁熟睡的克勞德動了一下。我聽到樓下靠街道的那面，有個早起的慢跑者經過的腳步聲，還有輛車子駛過。我睜開雙眼，房內仍是一片灰寂。

我往床邊翻身，感覺腿間有股黏膩的暖流，頓時清醒過來。當我將一隻腳從另一腳上滑下，雙腳分開之際似乎被吸住了。我夾緊雙腿，閉上眼睛，希望自己只是在作夢。一切寂靜無聲，我只聽到心臟在胸膛砰砰跳。第二部車開過去，然後是第三部。我再度睜開眼睛，這次放慢了動作。屋內物體的輪廓，在第一道晨光中逐漸清晰。

我的手滑過腹部，略鼓的小腹讓我放下心來。畢竟昨天我才從醫師的超音波螢幕上，看到寶寶微小的身形，放大的心跳聲響徹診療室。克勞德微笑著握緊我的手，我全身都因爲安心而放鬆下來。我先前有三次懷孕都在第八週就流產。昨天的超音波檢查，確定我們的第三個孩子將在隔年三月出生。我們的長子威爾五歲，女兒漢娜快滿三歲。

昨晚睡前，我走到樓上的嬰兒房，撫著空床的欄杆，想像不久後空氣中將再度飄著嬰兒爽身粉的味道。這是我好幾個星期以來，睡得最熟的一晚。

現在我躺在克勞德旁邊，緊張得呼吸急促；一會想知道，一會又害怕知道。最後，我終於溜下床，小心不讓大腿碰觸床單。雙腳著地時感覺有股細流從腿間流淌而下，我用指尖接住水滴：是血。我將手掌拱成杯狀，免得弄髒地毯，踮著腳走向浴室。這時，睡在樓下的漢娜大叫：「媽咪，我要尿尿！」

我抓了一疊衛生紙擦拭大腿，從鏡中瞥見自己失魂落魄的模樣。潑把冷水洗臉之後，匆匆趕到漢娜房間。抱她到廁所的途中，我幾乎沒感覺到她用鼻尖親暱地摩擦我的頸背。當時我正在思索，要如何啓齒告訴克勞德或任何人我又流產了。我感到很慚愧，掉了這個寶寶表示我又失敗了。

漢娜上完廁所，我抱她離開馬桶，驚訝得完全忘卻了悲痛的情緒——漢娜的尿液呈深粉紅色：是血。流產我懂得；但是兩歲孩子血尿，這我可不明白。在那一瞬間，我無法思考也無法動彈。然後我似乎給什麼東西厚厚地裹住；感覺似乎痲痹了，卻出奇得有效率。所有事情不斷地在發生，我卻毫無所覺。我聽到克勞德在樓上浴室沖澡，我幫漢娜和自己穿好衣服，叫醒威爾，擺好桌子準備早餐，然後打了三通電話；一通給婦產科醫生，一通給小兒科醫生，一通給好友莉莉。克勞德下樓，我告訴他流血的事，漢娜的和我的；我甚至哭不出來。克勞德的上半身癱倒在桌上，彷彿快要嘔吐。足足有三十秒，我們兩人不發一語。後來他終於站起來，伸出手握住我的。

「親愛的，妳希望我怎麼做？」他眞正想問的是，我要不要他再請假一天。他的工程小組幾個月以來工作延誤、預算超支，已經給逼到極限。三週前，克勞德的上司要求我們延後度假計畫，卻被克勞德拒絕；他說家庭比工作更重要。昨天他又做了同樣抉擇，陪我去做產檢。

「沒關係，」我深呼吸，嚥下恐懼。「我請莉莉在我去看醫生時幫忙帶孩子，她也願意在我帶漢娜上醫院時，幫忙照顧威爾。我們不會有事的，一有消息就打電話給你。」

「妳確定？」克勞德問。

「當然，」我輕輕啄一下他的臉頰。「眞的，可能根本就沒什麼。我相信不會有問題。」

在我說話的當兒，另一個我靜靜旁觀，知道自己說的不是實話。就好像在電影

□

一個半小時之後，婦產科醫師證實我早就預料到的事情：體內的寶寶已經死了。當她拿著超音波棒子滑過我的腹部，黑暗的房間中只剩一片寂靜；昨天還有心跳、誕生日的小生命，如今只是藍色螢幕上的小黑點。眼淚不斷湧出，在我的耳朵中匯聚成小水池，溼透我身體下墊的薄紙。

「我很遺憾……」醫生說。

我穿好衣服離開房間時只能勉強向她點頭。我在車裡放聲大哭，一路哭到莉莉家。我不只是爲了失去的小生命而哭，也對眼前可能發生的事情感到害怕。

當我到達時，金、凱特和黛比都在莉莉家。我們每週五輪流在每個人家中舉行「媽咪聚會」，如今已經超過一年。我走進去時，她們四人抬起頭來，我紅腫的雙眼已經回答了她們沒說出口的問題。莉莉做午餐的時候，我打電話告訴克勞德，三月不會有寶寶了；我們兩人都不知道該說什麼。掛斷電話之後，我跟女友們一起坐在桌邊，麻木到不想說話也不想吃，只是不斷翻撿食物。

廚房的門突然打開，孩子們的嬉鬧聲潑灑進房裡。我轉頭看到漢娜站在門口；她穿著夏天的洋裝，頭上戴著粉紅色髮箍，腳上穿著紅色新鞋。她站在那邊默默地看著我，然後走進來爬到我膝上，開始輕輕撫摸我的臉頰。

□

兩小時之後，漢娜把一籃布偶倒在小兒科診所的地上，開始在娃娃堆中找她要的那隻。她在胳臂下夾著一隻蝴蝶布偶，然後爬到我腿上，我則心不在焉看著牆上的證書和照片。我已經放下心來，因爲艾德曼醫師幾分鐘前動作輕柔地替漢娜做過檢查，並沒出現憂心的表情。一如往常標準程序，他要我們在他辦公室等一下，他得先去打個電話。一會兒醫生走進來，坐在書桌邊緣。

「妳可以打電話找克勞德來嗎？」他問。

我的腦子努力消化他說的話。這可不是標準流程。什麼事情嚴重到我需要打電話給克勞德？

「漢娜的腹部有個塊狀物，」艾德曼醫生輕聲說：「我已經打去急診室，他們正在等你們，妳叫克勞德過去那邊。」

我撥了電話，克勞德接過話筒之後，我對他重複艾德曼醫生的話。

「這是什麼意思？」克勞德問。

「我不知道。」我說。

我開車，漢娜坐在後座的安全座椅上。四十分鐘後，我在急診室停車場停車，關掉引擎，卻發現自己根本不記得途中因爲交通號誌而停下來過。不是我連續闖紅燈，就是我意識恍惚到想不起來。我解開漢娜的安全帶，抱她下車時，有個疑問刺穿腦中的五里霧：那個塊狀物有可能是癌症嗎？我立刻駁斥這個想法。我怎麼會想到這種東西？兩歲的小孩不會得癌症。艾德曼醫生說是塊狀物，取出來就得了，就這麼簡單。

當急診室自動門打開，我幾乎已經說服自己。有個護士匆匆走過來。

「馬泰爾太太嗎？」她半問半打招呼。

我點頭。漢娜愛睏地從我肩膀上抬起頭來。

「沒事，丫頭，」我輕聲說：「我們在醫院，醫生要幫我們搞清楚妳的肚子怎麼了。」

「我餓了。」漢娜閉上眼睛，頭又躺回我的肩上。

護士帶我們走進小小的檢驗室，我讓漢娜靠著我，兩人坐在鋪了軟墊的桌子邊緣。護士替漢娜量血壓和體溫，然後請我脫掉漢娜的洋裝。

「不要，媽咪，好冷喔。」漢娜說。

我轉頭看護士，她聳聳肩。

「穿著應該也沒關係。」她說。

不一會兒，一群醫生、護士和檢驗人員魚貫而入，問了一些問題並作記錄，然後才帶上門離開。我原本到急診室前已經放下的一顆心，現在又開始著急；克勞德卻不在身邊。我打開門，驚動剛剛那些醫生和護士；他們似乎要進行什麼陰謀似的在房外低聲討論。我掠過他們，看到克勞德幾乎跑著過來，頭不斷擺動看著房門上的號碼。他的神情驚慌、迷惑，跟我一樣不知道該怎麼辦。

「爸爸！」克勞德走進來時，漢娜大叫。他跟我快速擁抱一下。

這時，一個看起來很有效率的住院醫師探頭進來。

「十分鐘後，漢娜得下樓去照X光，我們會派助理來接她。」

「媽咪，我要妳陪我一起去。」漢娜說。

「當然啦，丫頭。」我回答。

住院醫師嚴厲地看著我。「妳可以陪她下樓，」他說：「但是不能進X光室，除非妳百分之百確定自己沒懷孕。」

「我很確定自己沒懷孕。」我的聲音聽起來非常遙遠。

幾小時前最深沈的失落，卻讓我得以做現在最想做的事：陪伴漢娜。其實我只是換個角度看：因爲無論如何，寶寶死掉的事實都無法改變。

□

醫生走進房間，啪一下打開燈板上的開關，輕輕把幾張X光片夾上去。我把睡著的漢娜換到另一條腿上，靠到克勞德旁邊看清楚。在漢娜肋骨的白色輪廓下，醫生用筆指著一大塊黑色陰影。

「就是這裡。」

事態漸漸明朗起來。我們三週前到密西根度假的時候，曾經帶漢娜進急診室；她一直說躺下來會痛，睡覺時哎哎叫，晚上還輕微發燒。醫生說是流行性感冒，拿一瓶樣品大小的兒童退燒藥打發我們走。兩天之後漢娜似乎沒有好轉，我們帶她去另一家醫院。那位小兒科醫生幫她照胸腔X光，確定不是肺炎，打算檢查漢娜的腹部。漢娜尖叫著不肯躺下來，一直說躺下來好痛。醫生只好放棄，而且顯然惱火了。

「她根本沒生病，只是騙你們，」那位女士說：「她就是那種典型不肯睡覺的兩歲小孩。」

「我們怎麼確定她沒生病？」我有點心煩意亂。威爾與漢娜等得不耐煩，早就跑出診療室，在走廊上尖叫著互相追逐。

醫生哼了一聲，對外面的騷動不以爲然。

「你看看她，」醫生說：「她精力旺盛得很，哪可能生病。小孩生病就會懶洋洋、沒力氣，發高燒，不會連做個檢查都大驚小怪。妳回家之後可以再去找家庭醫師，但是就我看來，她沒生什麼病。」

醫生的話讓我困惑又尷尬。我身上每根神經都告訴我事情不對勁，然而或許醫生說得才對——我只是一個寵壞孩子的不適任母親。克勞德喊威爾、漢娜過來，我迅速把東西整理好。當我帶著兩個沒規矩的孩子經過候診室中一臉病容的孩子面前，我很愧疚我們浪費了醫生寶貴的時間。

現在看著漢娜肋骨X光片的陰影，我再度認爲自己是個徹底的失敗者。密西根的醫生只說對一半;我不是寵壞孩子的不適任母親,而是讓孩子病得很重的不適任母親。我爲什麼不更相信自己一點?醫生了解的是一般病童的症狀,但是我了解漢娜;我們各有專精。我應該堅決告訴醫生,她的說法根本不符合漢娜的行爲模式。漢娜沒興趣耍手段達到目的;她會直接拜託大人,有必要的話還會開口要求。況且她爲什麼睡不好,半夜還發燒?就算這些都是罕見狀況,也絕對不是騙我們!我就這麼害怕做錯事情,這麼害怕陌生人怎麼看待我,以至於讓女兒失望?

醫生從燈板上剝下X光片的時候,我很清楚一件事:我非得開始說出心裡的話不可,否則無法拯救漢娜,無法拯救我自己。

□

已經過了半夜十二點，但是周圍仍有光線和聲響。走廊的燈光從半掩的房門湧進來，有個監聽器嗶嗶叫，點滴喀喀響。只要我完全不動，幾乎就能聽到，止痛藥穿過管線輸入漢娜手上的小血管，發出嘶嘶的聲音。因爲如此，漢娜幾個禮拜以來頭一次睡得安穩。

儘管我的眼睛疲累不堪，卻怎麼樣都不肯閉好。我開始懷疑自己是不是在做噩夢，卻以爲自己很淸醒。漢娜蜷曲著躺在我身邊，動了一下。我坐起來，就著微弱的光線凝視她的臉龐；她的皮膚好蒼白。我摸摸她的臉頰，爲她拂去飄散到嘴唇邊的幾縷金髮。幫她拉好毯子之後，我看到她還穿著嶄新紅鞋而微笑了。自從我們兩天前買下這雙鞋之後，漢娜就不肯脫掉。我躺回床上，漢娜抬起手臂，然後懶洋洋地橫在我胸上。

我不記得這輩子有哪天像今天一樣沒完沒了。經過七個多小時的測試、詢問、檢查之後，急診室的醫生終於讓漢娜住進小兒科樓層的病房。起初，護士說我不能在這裡過夜，因為沒地方給我睡。但是克勞德與我堅持留下，他們只好同意破例，讓我跟漢娜睡在她的單人床上。

克勞德離開醫院之前，我列了一張生活用品清單，請他從家裡帶來：漢娜稱做「小睡裙」的粉紅小花睡衣，我的換洗衣物和盥洗用具，還有漢娜的粉紅色毯子。面對危機，我們的需要還眞是簡單得驚人。

然後我坐在床緣，打了一連串熟記在心的電話。先打給我的爸媽和公婆；簡要告訴他們漢娜的情況和我流產的事，請他們轉告其他家人。我母親答應儘快趕來幫忙照顧威爾。然後我就記憶所及，打給期待我在接下來這一年幫他們做點事的人；包括教會、家長教師協會和威爾的學校。我說漢娜病了，我的所有時間和精神都要用來陪伴她與家人，沒辦法做其他事情。我覺得自己彷彿一下子掉了一千磅。

我發現自己多年來衡量自我價值的方法，就是參與眾多事務，讓自己變得不可或缺；連連說「好」的原因不只是希望能幫上忙，也期待被別人尊重、佩服、敬愛。我傾全力在生活的每一面維持完美的假象，爲了其他人好而忙著「做該做的事情」，到頭來卻忘記哪些才是眞正重要的。

如今躺在半暗的房裡，事情的優先順序再清楚不過；這裡就是我希望待下來，也需要待下來的地方。我非常肯定。這是我長久以來第一次忘了擔心別人怎麼想。

□

鬧鐘嗶嗶響，我掙扎著從酣甜、無夢的睡眠中醒來。伸手去按掉鬧鐘時，碰觸到冰冷的金屬欄杆，雙眼陡地睜開。那不是我的鬧鐘，而是點滴的聲音。

我慢慢坐起來，覺得自己彷彿穿透了宇宙隱形的一層，降落到另一種現實生活中。漢娜還在睡覺，我掃視四周，搞不清楚現在幾點鐘。從百葉窗透進來的光線似乎還是灰濛濛的，但是走廊上傳來的嘈雜聲響顯示，現在似乎比我想像的還要晚。

有個護士大步邁進房間，後面跟著一位端著托盤、身穿藍衣服的壯碩年輕女性。護士忙著調整點滴時，藍衣服女子把托盤放下，揭開覆蓋的罩子：無色的燕麥粥、半溫的炒蛋和冷土司。

「第一天的餐點最糟糕，」她歉疚地解釋道：「你們來不及選餐，我們只好有什麼就給什麼。明天的菜單壓在盤子下面，想吃什麼就圈起來。我待會回來拿。」

她瞄了一眼漢娜的睡姿，補充道：「每個病人只供應一份。不過妳可以多選幾項，我們會儘量想辦法。」

她轉身離開，穿過聚集在門外走廊上的白衣住院醫師。其中三個醫師走了進來，每個都戴著聽診器，拿著寫字板。他們走向漢娜的床榻時，其中兩人同時清喉嚨，然後尷尬地笑著。調整好點滴桿的護士向他們點點頭，然後走了出去。

我多疑地打量這些住院醫師。我對醫院的認識越來越多，其中一件事就是鮮少看到同樣的人兩次。這一點很令人心慌；他們如此明白我們的底細，我們對他們卻幾乎一無所知。漢娜張開雙眼，坐起身來。

「媽咪，這些人是誰啊？」她皺眉問道。

其中一個住院醫師開口道：「我們要替她檢查一下，一分鐘就好了。」

「我叫漢娜。」漢娜輕聲地說。

「知道了。」他把手伸向聽診器，靠近床邊，另外兩人也跟著挪上前。走廊上其餘的醫師紛紛走進來，在床邊圍成半圓形。

「住手！」漢娜大叫著像交通警察般伸出一隻手臂阻擋。拿著聽診器的醫師愣住了。漢娜轉頭看我。

「媽咪，請妳叫這些人走開。他們不是我的朋友，連名字都不告訴我！」

我猶豫了一下。醫生們都看著我。我知道他們正在等我叫漢娜要乖，讓這些人做該做的事情。我想起密西根醫生的診斷：被寵壞、心機重的兩歲孩子。我明白這些醫生可能也有相同看法。我不在乎。要說世上有誰值得尊重，那就是漢娜。我看著拿聽診器的先生。

「她說得對。」我告訴他。

這位住院醫師皺起眉頭，手指心不在焉地敲著寫字板。其他住院醫師盯著他看。

「我必須替妳作檢查，漢娜，」他終於開口：「只要告訴妳我的名字，妳就願意配合嗎？」

漢娜瞇起眼睛，先看他再看我。

「好吧，」她緩緩說道：「但是『別人』要出去。」

他點頭。其他人轉身，魚貫走出房間。最後一個人離開之後，住院醫師拿起聽診器，靠向漢娜。她阻止他。

「你叫什麼名字？」她問。

「費歐瑞利醫生。」他微笑著說。

「不對。你要說出眞名。」她很生氣。

「東尼。」他回答，笑容在兩隻耳朵間延展開來。

「喔，是東尼醫生啊，」漢娜靠回枕頭上。「這名字不錯。」

一定是東尼醫生把消息傳開。打從那天之後，一次只有三、四個醫生進入漢娜病房，而且自我介紹時都說出眞名。

□

馬可夫醫生清過喉嚨之後調整了一下眼鏡。他是艾德曼醫生的合夥人，後者是漢娜的主治醫師之一。他坐在我和克勞德的對面，只碰觸到椅子前緣。我發現他拱著肩膀，臉龐消瘦、神情緊繃。此外，他的頭髮乾硬而凌亂，褲子上縐縐的細紋看來已經待了兩天之久，襯衫少了一顆鈕扣。但是他似乎沒注意到，也不在乎。

「我現在以父親的身分說話，而非小兒科醫生。」他把身體往前傾，手肘撐在膝蓋上。他再度清清喉嚨。我更仔細地打量他，他看起來好像快哭了。

克勞德跟我交換眼神。

「去年我女兒丹妮爾診斷出罹患血癌，她才兩歲大。我太太目前在明尼蘇達的馬尤診所陪她，進行幹細胞移植手術。我們正在努力挽救她的生命。」

才不過一口氣的功夫，我們就從一對父母與醫生，成了人人望而卻步的俱樂部之中的兩父一母。

「你們從現在開始必須做出上千個決定，而且只有你們兩個可以做主。有些決定或許會影響漢娜的生死。我可以給你們的最好建議就是……」

他直視克勞德與我。

「運用當時手邊的全部資訊，做出最好的決定。」他往後靠，手指梳過頭髮。

「『當時』是很關鍵的字眼，以後你們就明白。『早知道這樣，早知道那樣』的念頭會把自己逼瘋。重點是你先前並不知道，所以要時時刻刻提醒自己：『我們就手邊的資訊已經做出最明智的決定。我們就手邊的資訊已經做出最明智的決定。』」

我在他的話語中聽到深奧的眞理。當我讓這些話沉澱到心中的時候，我體內有個部分隨之軟化、消失。我發現馬可夫醫生的法則，不但可以拿來決定漢娜的治療方法，也可以應用在我生活的每一方面。從今以後，我再也不會因爲害怕犯錯而裹足不前；只要運用手邊資訊做出最明智的決定就夠了。

□

威爾蜷曲在我的膝頭，金髮小平頭搔到我的下巴，我們的扶手椅挨著漢娜的床。打一出生，威爾的身體就修長又結實，然而大部分人第一眼注意到而難以忘懷的，卻是他溫柔的綠眼睛。

漢娜背靠著一堆枕頭，坐在床上看著我們。有條塑膠管線從她的手臂接到點滴上。她用粉紅毯子蓋住雙腿，頭上戴著假鑽皇冠，身穿粉紅碎花「小睡裙」。

我清了清喉嚨。此時此刻的重量沉沉地壓在我的胸膛。

「漢娜，醫生已經知道妳爲什麼不舒服了。妳肚子裡有個腫塊，叫做腫瘤。有時候體內某些細胞亂長，不做該做的事情，就會形成腫瘤。醫生要把腫瘤拿出來，然後給妳吃藥，希望壞細胞不會再長出來。」

「會痛嗎？」漢娜皺眉問道，因爲擔心而嘟起嘴來。我愣了一下。以前我遇到麻煩事情總是粉飾太平，想辦法找出其中的好處，祈禱著只要一直不去理會，事實就會自動消失。這次我希望威爾與漢娜可以信任我，我不能現在就開始對他們說謊。

「對，漢娜，可能會痛。不過醫生和護士會想辦法，讓妳不要那麼痛。他們要拿出腫塊的時候，會給妳打一種特別的藥讓妳睡覺。在妳康復期間也會開藥給妳，讓妳好好休息。」

「我不想睡覺，我又不累！」漢娜抗議。

「妳現在不必睡覺，」威爾輕輕地說：「等到他們幫妳把腫塊拿出來的時候才要睡。對不對，媽？」他轉頭問我，我微笑點頭。

「喔，那就好。」漢娜嘆了一口氣，似乎放心許多。

「媽，」威爾仍然看著我，淚水盈眶：「腫瘤就是癌症嗎？」

「現在還不知道，威爾，」我開始哭泣：「要等醫生把它取出來，用顯微鏡檢查細胞之後才能確定。」

漢娜靜靜地看著我們。

「如果是壞消息，妳也會告訴我們，對不對，媽？」威爾問。

漢娜坐挺，直鉤鉤地看著我的眼睛，眨都不眨一下。我深呼吸，心裡好希望克勞德可以在這邊陪我。但是他告訴我，他不確定自己是否曉得該說什麼。我很感謝他的誠實，也明白此時此刻，我們特別需要尊重彼此的差異。我們就像在黑暗汪洋上，乘著單人救生艇載浮載沈的兩個人。

威爾與漢娜還在等我回答。

「對，威爾，」我說：「就算是壞消息，我也會老實告訴你們。」

漢娜微笑，靠回枕頭上。

「謝謝媽。」威爾兩手環住我的脖子。

「媽咪，我愛妳。」漢娜說。

「我愛你們。」這是我唯一擠得出來的話。

□

我們的世界縮水到只有醫院一層樓這麼大，但是我不以爲意。我的腦子忙著汰換不再有用的資訊，例如一包尿布的價格，取而代之的是新資訊，例如某種藥物的劑量。我的腦袋並沒有多餘空間記住其他事情。

漢娜靜不下來，我們決定在「新家」附近逛逛。她一轉身晃下床，趁著她的腳還沒踩到地板，我趕緊湊到她的鞋尖前解開點滴管。

「等一下，丫頭。」我彎腰拔掉點滴插頭。點滴座開始嗶嗶叫，我按下「靜音」鈕，將電線繞在桿子上。

「快一點啦，媽咪！」漢娜大叫，兩隻腳交互跳著。「我聽到珊德拉寶寶在哭，她一定是要找媽媽。」

我把點滴座從牆邊移開，檢查管線有沒有卡到東西。

「好，可以了。」我說。

漢娜一隻手牽著我，另一隻手像公主般拉高睡袍下襬，免得在地上拖。我推著笨重的儀器，兩人順著平常散步的路線，沿著走廊慢慢走。出病房之後右轉，途中經過儲物間、會議室，然後停在小兒科加護病房前。那個病房現在空蕩蕩，但只是暫時而已。

「漢娜，記住，妳明天作完手術後，就會在這裡醒來。」

漢娜往房裡走幾步，我跟在後面。呼吸器、監聽器、呼吸管，和一車車的醫療設備沿著牆邊排列。這裡有急診室的味道，我很難想像漢娜會待在這種地方，但是我逼迫自己去想。

「妳會躺在其中一張床上，我就坐在妳旁邊的藍色大椅子上睡覺。妳的身上會接一些管子，有些幫助妳呼吸，有些讓妳睡覺。到時會有很多嗶嗶聲，還有其他雜音。有一個護士會從頭到尾陪著我們，確保一切都沒問題。」

「我要凱蒂護士或是艾美護士，」漢娜說：「而且我要穿小紅鞋開刀。妳一定要記得告訴醫生。」

「漢娜，我會告訴他們，但是我不知道他們會不會答應。」

「不公平，」她哭喊著，一邊在氈布地板上頓足。「手術好多規矩。我不能吃晚餐，不能穿我的小睡裙，不能穿紅鞋。不公平！」

「我知道妳的意思，漢娜。規矩的確很多。我會轉告他們，看看他們能不能想辦法。」

我們繼續散步。經過遊戲間，在轉角的圖書室書架前稍作停留，選了本書，然後再拐個彎。這是人潮最多的一條街：一間間的房裡住著生病的孩子和他們的家人。我們經過的時候，有些父母抬起頭，與我交換疲倦、恍惚，或是同情的眼神。每個房間各有各的故事。我沒去想誰是因爲什麼緣故入院，我自己的事就夠我受了。漢娜加快步伐，我努力想趕上，點滴座在我身邊咯咯響。護士們看到漢娜走來，齊聲歡呼。

「珊德拉寶寶很想念妳。」佩蒂護士從護理站的櫃台後面打招呼。有個孱弱的寶寶躺在護理站前的搖籃中，四周忙碌的聲響掩蓋了她的哭聲。她剛出生兩個月，有清澈的藍眼睛、深棕色捲髮，和微翹的粉紅色小嘴。然而她被醫生宣告嚴重腦損，永遠也看不到、聽不見。

她的父母向護士解釋，他們無法照顧這樣的孩子。醫院已經遞出必要文件，在找到領養家庭之前，她暫時被安置在醫院走廊。護士只能忙裡偷閒餵奶、換尿布，或是安撫她、抱她。如果珊德拉沒睡，多數時間都在哭。

「乖乖，珊德拉寶寶，媽咪很快就回來。」漢娜靠到搖籃邊上，湊在寶寶哭叫得扭成一團的小臉上輕聲說道。「告訴妳喔，」她開心地說：「我帶了書來唸給妳聽呢。」

珊德拉的哭叫聲變成低聲嗚咽。漢娜撫摸珊德拉的臉頰，手指伸進寶寶緊握的拳頭中。珊德拉停止哭泣。我把珊德拉抱出搖籃時，護士們別過頭去。我知道她們不該讓我抱她，但是她們很感謝有人幫忙。我把寶寶抱在胸前，心中不禁納悶她的父母是否像我一樣對生命感到失望。不是只有壞人才會遭到報應嗎？我做了什麼，這些小女孩又做了什麼，要受這種罪？

漢娜已經靠著牆坐在地板上等著。我小心翼翼地坐到她身旁，把珊德拉寶寶放在我們的大腿上。漢娜拿起圖書室的書，翻開第一頁。

「很久很久以前有個公主……」她開始編造自己最喜歡的故事，假裝對著書本唸。

然後她把翻開的書轉過來，拿到珊德拉眼前。

「妳看，珊德拉寶寶，好漂亮的公主喔，就跟我們一樣。」

漢娜轉頭對我張嘴笑，我親親她的頭頂。

「我愛妳，丫頭。」我輕聲說。

「我知道，媽咪，我知道。」她小聲回答。

我坐在地板上，聽漢娜對著珊德拉無聲的世界編故事。我發現自己彷彿也在對著聽不見的耳朵說故事。眞相才不管我有何期望，不理會世事應該如何發展；眞相就是眞相。當初在急診室，我因爲流產而能夠陪漢娜照X光，使我明白一切都是因爲我的期望，和我在眞相外編織的故事，使得發生的事情有所謂的改善、惡化，好、壞，公平與不公平。

看著在漢娜腿上睡著的珊德拉寶寶，我又得到另一層體認。漢娜認爲每個小女孩都很寶貝，都有人疼愛；這並不是她編造出來的幻想，而是來自深遠的眞理。漢娜相信，愛足以超越腫瘤或眼盲。

□

術前準備室忙成一團。看起來很有效率的人們穿著正式的外套，在我們身邊忙進忙出。手術室巨大的金屬推門打開又關上，麻醉師出現了。

漢娜的身體軟趴趴地躺在我的腿上，睜著雙眼，眼珠在眼窩中懶洋洋地轉著。她全身光溜溜地裹在粉紅毯子中，只穿了小紅鞋。一小時前，她拒絕穿上病人袍。

「這件衣服不漂亮，也不配我的鞋子。」她說。

「她還好嗎？」麻醉師的手圈住漢娜的手腕，觸摸她的脈搏。

「我的鞋……」漢娜虛弱地說。

「她說什麼？」醫生問。

「漢娜擔心你會脫掉她的鞋，」克勞德解釋道：「她跟醫生約定好，可以穿這雙鞋開刀。」

「喔，我聽說了，」麻醉師說：「妳一定是很特別的病人，漢娜。薩德醫生特別交代我們，妳可以穿紅鞋進去。我不會忘記的。」

漢娜點頭，然後閉上眼睛。醫生在點滴管線中加入一劑鎮靜劑，漢娜的頭碰一聲躺倒在我的胸口。我儘可能屏住呼吸，漢娜文風不動。手術室的門再度被推開，有兩個護士推著鋪了白床單的輪床過來。其中一個靠近我們，雙手抱住漢娜的身體，從我腿上把她抬起來，將她安放在白床單中間，用毯子蓋住她的下半身。

我仔細注意漢娜，尋找蛛絲馬跡，看看她是否知道有人抱走她。她沒有畏縮的模樣；躺在巨大的白床上，看起來好弱小。我拼命掙扎，不願想像她可能已經死去。這是她五天以來頭一次，不在我觸手可及的範圍內；鬱積在內心的淚水突然決堤。克勞德擁著我，我們看著護士把漢娜的輪床推進手術室，大門在她們身後關上。我們無法動彈，幾乎不能相信眼前發生的事情。一分鐘後，手術室大門再度開啓，剛才的護士走了出來，把一個裝著漢娜鞋子的透明塑膠袋交給我。

「我們等到她完全麻醉以後才把這雙鞋脫下來，」護士微笑說道：「記得交代給康復室的護士，我們就可以在她清醒之前幫她穿好。」

「我們會妥善照顧她，不會有事的。」她離開之際輕聲說道。

克勞德與我被帶到家屬等候區。那是個拉著窗簾的凹室，空間狹小，只容得下兩張椅子，以及眞相。

第一個小時，我們兩人無法控制地哭倒在對方懷中。眼淚流乾之後，我們才開始交談。多年來，我一直盡己所能，用我不完美的方式深愛克勞德。打從我們認識的那一刻起，我就深深被他吸引，像情不自禁要去觸摸火舌的小男孩。跟我所認識的其他男人或男孩相較之下，他顯得睿智而成熟。他眞誠、努力、俊美，但有時會在受到重挫後出奇地憤怒；我也一樣。我們的結合與彼此共同經歷的希望與挫折有關。兩人結婚時，我還是大學生；當年他二十五歲，我二十歲。

當克勞德與我互相依偎，等待外科醫生的通知時，我們明白了一件事：這輩子當中，孩子比其他任何事情都重要，他們是我們在一起的理由。我們還想生養更多子女。這個事實如此明確，克服了我們可能產生的疑慮或恐懼。

「我們儘快再懷個孩子吧。」克勞德說。我的臉埋在他肩窩裡，點了點頭。

□

蘿拉珍站在我對面，漢娜病床的另一邊。她是我們衛理小教堂的新牧師，和我看過的其他教會領導者都不一樣。她與我同爲三十一歲，身材矮壯，有一頭不肯乖乖聽話的紅色捲髮。她穿著綠色絲絨長洋裝，頸間戴著金色十字架項鍊。她手裡抓著一疊面紙，因爲淚水一直在眼眶打轉。

醫生兩天前才從漢娜腹部取出小足球大小的腫瘤。現在她躺在床上，身上接著呼吸器，鎮靜劑的藥力還沒消退。粉紅毯子邊緣露出塑膠管線和紅色鞋尖。床上的天花板吊著監視器，儀器上連接著曲折的綠色管線。房裡僅有的聲音就是偶爾響起的嗶嗶聲，或是呼吸器規律的嘶嘶聲。

蘿拉珍低頭祈禱，我閉上眼睛努力澄靜思緒。我的腦子最近亂糟糟；一會兒還非常有效率，可以迅速辨認不同機器的嘶嘶聲、喀喀聲、嗶嗶聲，完全不怕弄錯；

下一刻卻連自己何時吃過飯都想不起來。

我迫切需要有人照顧我。自從漢娜開刀那天起，我一次睡不到幾小時，而昨天我才剛拿掉體內死掉的小寶寶。我知道不能再指望克勞德做得更多。五天下來，他得上班、替我跑腿、接電話、來看我跟漢娜，還要帶威爾穿梭在醫院、家裡，和其他小朋友家之間。他也跟我一樣累壞了。

幸好我母親來了。她與威爾住進醫院對面的漂亮建築——「雷諾麥當勞之家」，那裡有很多玩具和活動，威爾不會無聊；克勞德仍舊睡在家裡。這樣也好。多年以來，他跟我母親的相處不算融洽，這次我沒心思再當和事佬。

有個螢幕開始嗶嗶叫，把我從神遊中拉回現實。聲音停了，我再次努力專心聽蘿拉珍祈禱，卻爲時晚矣。

「阿門。」蘿拉珍說。

我張開眼睛。淚水流下蘿拉珍的雙頰，沿著下巴往下滴。她看著我，似乎想說些什麼，然而我跟她還不熟，沒辦法想像她會說什麼。這幾天大家都告訴我：「上帝只交付我們做我們所能應付的。」我希望蘿拉珍不是要說這句話。我知道他們想安慰我，但是我實在難以接受：我們這家人所經歷的遭遇，竟然是慈愛上帝的安排。我也懷疑人們說這句話，其實是暗自安慰自己，認爲他們既然無法應付我們所碰上的事情，他們的上帝就不會交付這種大任。

「我別無選擇！」我想放聲大叫。我不能不承受痛苦和害怕的情緒；如果將之拒於門外，就是棄漢娜於不顧。無論事情有多糟，我都不願意這麼做。

蘿拉珍輕咳一下，又拿起一張面紙。

「對不起，」她輕聲說道，停下來擤鼻子：「我沒辦法對妳說謊。沒有人比我更想向你們合理解釋這一切，但是我無法假裝自己已經徹底明白……我之所以會當牧師，是因爲我相信上帝、敬愛上帝，也想幫助別人。但是現在看到你們的遭遇，我懷疑自己是不是眞的有這個能耐。這件事情實在不像我自以爲了解的上帝所做的安排；我難以相信敬愛的上帝會讓一個孩子遭受這種折磨。」

我不知道自己該親吻她，還是跪下來。蘿拉珍願意謙虛承認我也感受到的不公平、不合理，實在讓我大大鬆一口氣。我發現自己最需要的，不是安慰的言語，而是蘿拉珍這種願意與我共同面對殘酷事實的人。

□

克勞德與我坐在充當會議室的老舊儲藏室中，椅子是褪色的塑膠椅。卡馬拉克醫生與他的夥伴畢可爾醫生，翻著散落在他們面前桌上的檔案和文件。他們是醫院附屬小兒科的腫瘤醫師，如今正式接手漢娜的病例。護士和社工師吉兒坐在一旁，吉兒努力裝出輕鬆自在的樣子，卻不怎麼成功。克勞德與我手牽手，坐得很近，椅子腳都碰在一起了。

卡馬拉克醫生面前堆了一堆資料，他拿起其中一張列印得很長的紙張。

「加州那邊的化驗室作出報告了。」他輕聲說著，抬起頭來先看克勞德，再看我。

我非常、非常鎮靜；我知道眞相就要以前所未見的方式出現了。

克勞德握緊我的手靠向我，幾乎坐到我椅子邊上。護士別過頭去，吉兒翹起二郎腿。

有什麼事情正在發生。我可以感受到身體的重量將尾椎釘到椅座上。大口空氣在我的肺部進進出出，心臟在胸膛中乒乓響，然而我的意識卻擴張到身體、思緒之外。儘管雙眼一直看著卡馬拉克醫生的眼睛，我感覺自己彷彿可以看到整個房間，再看到走廊盡頭的漢娜病房，以及整間醫院。最後還看到我愛的所有人和其他所有事物，直到整個宇宙都在我的視野之中。

「狀況不如我們所預期的樂觀。漢娜體內的腫瘤是癌細胞，學名是腎臟橫紋肌樣肉瘤。這是一種會擴張的惡性罕見腫瘤，但是有百分之二十的機率可以得到控制。我們已經與華盛頓州一家醫院聯繫，他們十五個月前開始治療一個罹患這種疾病的小女孩。這是好消息，因爲多數病患一年內就會死亡。」

醫生停頓下來。房裡一片寂靜。有個人的椅子刮過地板，有人輕咳了一聲。四雙眼睛盯著我們看。沉默繼續蔓延，護士禮貌性而費力地挪開目光。克勞德直視前方，一語不發。

儘管房裡如此安靜，我體內有種更深沉的寧靜。我的心早就跳躍到診斷之外，跳躍到預判病情之外，跳躍到治療之外。我知道漢娜就要死了，而且我不害怕。

我不知道自己的恐懼到哪去了，只知道如果漢娜快死了，我必須面對事實，好好利用剩下的時間。我也明白大限快到之時，我要帶她回家，儘可能讓她走得安詳。

我開口說話，讓心中的問題跳出來。

「卡馬拉克醫生，當漢娜受夠了，準備面對死亡的時候，你願意幫助她走完最後一程嗎？」

克勞德轉頭看我，其他人也一樣。卡馬拉克醫生沒回答，意味深長地打量著我。畢可爾醫生答話了。「妳應該明白，我們不會放棄讓漢娜好轉的機會，我們會想盡辦法幫助她。」護士和吉兒用力點頭表示同意。

我知道我的問題大概嚇壞了他們，我自己都有點震驚。就算我心裡明白漢娜就要死了，一說出來不就蓋棺論定了嗎？我不認爲。我不是放棄漢娜痊癒的可能性，我只是承認大家都要面對的事實：無論我們是不是準備妥當，死神都會帶走所有人。明白漢娜就要死了，不會因此使她更早死；拒絕面對事實，也無法因此保護她不死。無論如何，事實都不會改變。我唯一的選擇權，就是決定如何面對。

卡馬拉克醫生與我仍舊四目相接。他的眼神溫柔而充滿同情，我覺得他彷彿能直視我的內心。

「我不會放棄對抗病魔，」他堅定地說：「我會盡一切努力打擊癌細胞。但是如果功敗垂成，我願意幫助妳完成妳的要求。」

我內心的擔憂一波波地退去。我不但說出內心最深沉的恐懼，還找到人願意與我一起面對事實。如果漢娜眞的快死了，我知道自己不會孤軍奮戰。

□

醫生漸漸減少漢娜的鎮靜劑劑量，接著移走喉嚨裡的呼吸管。她遭受這麼多折騰，看起來竟然這麼有精神。儘管她瘦了許多，聲音也很沙啞，臉頰被固定呼吸管的膠布磨破皮，漢娜一整天卻開懷大笑、說話、喝果汁、和威爾一起看錄影帶。我甚至還幫她洗了頭；用的是一只塑膠碗，還有護士找半天才找到的嬰兒洗髮精樣品。漢娜堅持要我幫她繫上粉紅色大蝴蝶結髮帶。

一個多禮拜以來，她頭一次可以吃固體食物了。

「晚餐來囉！」護士用誇張的動作掀開餐盤的罩子，裡面是馬鈴薯泥、果凍、布丁，還有一碗雞湯。

漢娜皺起眉頭，顯然並不滿意。她把手指戳進馬鈴薯中，然後兩手抱在胸前。

「不要，荷西，我才不吃那種東西。我要披薩。」

「漢娜，醫生幫妳點這些食物，就是因爲這不會刺激妳的喉嚨和肚子。或許明天妳就能吃披薩了。」護士微笑說道。

漢娜定定地看了她十秒鐘左右，護士不爲所動。

「我要東尼醫生。」漢娜說。

東尼醫生來了，護士解釋經過情形。東尼醫生用手指敲著寫字板，和漢娜頭一天阻止他面診時一模一樣。他看著漢娜，漢娜也看著他。

「這個嘛，」他終於開口：「我是義大利人，了解漢娜爲什麼喜歡披薩。如果我很久沒吃東西，也會想吃披薩。」

二十分鐘後，護士把餐廳送來的另一份晚餐放在漢娜面前的桌上。東尼醫生探頭進來，對我眨眨眼，露出好大一個笑容。

「來了！」漢娜打開蓋子尖叫。我明白東尼醫生爲什麼笑了。

餐盤中間躺著兩片披薩，旁邊放著一碟巧克力冰淇淋。

□

我抱漢娜穿過停車場到急診室的那一天過了整整兩週之後，我們帶她回家。車子開上自家車道時，正是和煦的夏末傍晚。威爾與漢娜拍手歡呼，有一部分的我卻想轉身逃跑；在醫院裡，漢娜的癌症與我的生活似乎比較容易應付。看著克勞德滿臉放心地搬下行李，我猜想他大概以爲一切都會恢復正常，問題是我再也不記得「正常」究竟是什麼模樣。

從前門走進去，就連家的味道都跟印象中不太一樣。我從一個房間晃到另一個房間，用全新的眼光檢視我的人生。我不知道以前住在這裡的那名女子上哪去了，很難相信自己就住在這裡。我發現以前的例行事項——週五早上的媽咪聚會、帶孩子去找玩伴、週日上教會——是另一個人的美好生活，主角不是我。我不知道自己會過著什麼樣的人生，只知道絕對不是這樣。

漢娜似乎也很猶豫。她慢慢走進屋裡，爬上樓梯，靜靜站在房門口。威爾跟在她後面一路跳上來，手裡抱滿洋娃娃、書、塡充動物等在醫院收到的禮物。

「漢娜，我們找個地方放妳的新東西。」他說。

「好。」她附和道。

克勞德卸下所有行李之後，我開始清理洗衣間，挪出地方放一箱箱的紗布、膠布、殺菌劑、一瓶瓶的食鹽水、肝磷脂、針筒、膠囊，以及一個標示著「高危險物質——醫療廢棄物」的鮮紅色容器。以前有一整層樓的主治醫師、護士和住院醫師照顧漢娜，如今只能靠洗衣機與烘乾機上這一小塊空間。

我聽到漢娜房裡傳出一陣陣笑鬧聲。

我探頭進去，看到漢娜化妝箱的東西倒得一地都是。威爾幫漢娜打開行李的時候，發現一頂金色短假髮。他現在戴著假髮和漢娜的假鑽皇冠在跳舞。威爾結實的男孩身體塞在靛色亮片芭蕾舞裙中，外面還罩著一件閃閃發亮的彩色裙子。漢娜笑得蹲到地上站不起來。我忍不住跟著放聲大笑。克勞德聽到騷動，飛奔到樓上加入我們。

聽著我們的笑聲，我好慶幸我們都在一起，可以在這個平凡的時刻感受到如此多的愛與歡樂。此時我才明白，家不只是那個你永遠可以回去的熟悉地方；無論身在何處，家，就是你知道自己被愛的滿足感。

□

我們兩人穿過停車場，漢娜正要去做第二次化療。現在是九月初，一週後就是她三歲生日。漢娜走在我身旁，紅鞋輕敲著人行道。她提著小美人魚的午餐盒，裡面放著全麥餅乾和蘋果汁。我牽著她另一隻手，小心避開四周忙著找停車位的車輛。

「媽咪，小孩子也會死嗎？」

她的語調就像在問寶寶從哪裡來，一點也沒有害怕或擔心的樣子。她的臉轉向我，等我回答。我忘了停車場的車子和樓上正在等待我們的點滴設備。就在這一刻，漢娜的問題把我整個吞沒。

我回答前停頓了一下。我多希望自己可以告訴她，小孩不會死，或是很少小孩會死，她實在不用擔心。但是我知道這不是眞的，我也知道漢娜都明白。她的問題看起來雖然簡單，卻像是滴在深水池塘平靜表面的一顆水珠。漢娜不是眞心問我小孩會不會死，她是問我願不願意承認她會死，懷疑是不是只有她自己知道這件事，不明白我是否願意去體認事實。

「是啊，漢娜，小孩子有時候也會死。」我平靜地回答。

又一顆水珠墜落池面。我還沒來得及多想，嘴裡就吐出一個問題。

「妳知道他們死後會怎麼樣嗎？」我問。

一陣屏息的沉默。

「嗯，」她說。「他們到天堂陪伴上帝。」她把我的手握得更緊，像隻兔子似的在人行道上蹦蹦跳跳。

□

眞相往往殘忍又嚴酷；我們無法改變事實，卻可以改變我們與之共處的態度。

犯錯、不被愛、步向死亡，都是身爲人類無可避免的經驗；而我們往往對其心生恐懼。然而我們愈是面對這些恐懼，愈是有機會超越它們。唯有願意以自己所知，盡最大努力；唯有坦蕩蕩面對自己、面對別人，坦承自己是誰、哪些事情才重要；我們過的生活，我們所接受的愛，才有可能眞正屬於自己。

2

喜樂

在最黑暗之處發現喜樂

每次跨步都遲疑再三，一輩子終將猶豫不前。

——中國古諺

□

我站在廚房，聆聽另一個房間傳來的笑聲。我寬慰得想哭。自從醫生診斷漢娜得病的那個月起，我就以無比焦慮卻又充滿喜悅的心情期待這天的到來，同時忍不住想著：這天到底是漢娜第三個生日，還是最後一個？我左思右想，不知該辦得簡簡單單，還是盛大隆重——免得她以後再也沒有生日可過。我問漢娜要如何慶祝，她說：「我要有小美人魚蛋糕的生日派對。不用請太多人，也不需要太多禮物。」

「如果可以想怎樣就怎樣呢？」我提議道：「像是去看〈芝麻街〉現場錄影，然後邀請所有朋友來？」

「不要，媽咪，」她說：「我的生日派對只要小美人魚蛋糕，不需要請太多人，也不用太多禮物。」

我在抽屜中翻找生日蠟燭，聽到孩子們在客廳裡咯咯談笑。他們剛結束後院的尋寶遊戲，還喘不過氣來。每個人穿戴著剛剛尋獲的寶物：假鑽皇冠、金手鐲、塑膠珠鏈，模樣可愛極了。稍早之前，他們用一堆小木棒、彩色緞帶、亮晶晶的小玩意兒和膠水作了魔杖，現在就拿來互相敲頭。

站在角落的母親們用馬克杯啜飲咖啡，小聲交談，偶爾停下來，略微責備地瞄一下揮舞著魔杖的尋寶獵人；因爲他們玩到得意忘形，場面幾乎失控。這些小插曲，化解了初始的尷尬氣氛。剛進門時，小朋友們害羞、猶豫地向漢娜打招呼，顯然父母已經事先耳提面命，說漢娜剛動過手術，可能還不太舒服。母親們擁抱我時也有點羞澀，似乎不知道該恭喜我還是安慰我。我也一樣，就連我都不知道自己想微笑，還是想流淚。

最後還是漢娜及時出招，扭轉氣氛。

「嘿，你們想不想看我的疤？」她的手伸向裙襬。

「妳是說我們可以看？」她的朋友潔姬雙眼圓睜，一臉驚訝地問道。

來的普通蛋糕，而是漢娜跟我的傑作。蛋糕上站著小美人魚與王子的塑膠人偶，他們手牽手站在藍綠色糖霜中間的棕色糖霜島上。巧克力蛋糕體上分布著漢娜食指大小的洞，因爲漢娜要「測試」所有的糖霜味道是不是都一樣。

我點亮蠟燭，細瘦的燭火在大蛋糕的映襯下更顯得微弱。一個大蛋糕只插三根蠟燭實在太少，一輩子只活三年也實在太短。我強忍住的淚水不斷湧上來，逼得我拼命眨眼。我現在不能哭，否則會毀了這天當中最快樂的一刻。深呼吸之後，我端起蛋糕，在臉上堆出笑容，走進餐廳。

「祝你生日快樂……」談笑聲暫時停歇，大家齊聲合唱。我端著蛋糕，小心穿過小朋友、氣球和彩色長紙帶形成的障礙道路。我全神貫注，深怕蛋糕上的蠟燭碰到什麼東西，所以沒注意到漢娜。等我終於抬起頭，堆在臉上的笑容立刻消失。

漢娜不像周圍的人一樣笑著，她的表情嚴肅而沉默，幾乎動也不動，然後轉過頭，目光緩緩地從一個人移到下一個人，最後停在我身上。在那一瞬間，我以爲她哪裡不對勁，大概是疲倦或難過，不然就是太興奮了。一會兒我才明白，漢娜並不是不開心，她只是要記牢此時此刻的每個人、每件事。隨著響亮而五音不全的「生日快樂」歌聲結束，一雙雙閃亮的眼睛、一張張泛紅的小臉轉向她。她微微笑著，還在記取這一刻。眾人噤聲等待。漫長的沉默之後，其他小朋友開始不耐煩起來。

「漢娜，許願啊！」有人率先發難。

漢娜看著我，目光深深烙印在我心裡。大人們不再微笑，孩子們不再騷動，所有人都注視著我們倆。整間房子陷入一片寂靜，就像教堂唸完最後一句「阿門」那一刻。終於，漢娜輕輕一口氣吹熄蠟燭。就連此時，她的目光也沒離開我的眼睛。她比任何人都讓我覺得自己更有存在意義，更有存在價值。

漢娜一口氣吹熄蠟燭，吹開我的心房。如今我明白在快樂、洪亮的笑聲、勉強的乾笑之外，還有所謂的喜樂。喜樂的本質就是平靜；這種深沉的安謐可以深深吸入，傾注全身，不留一絲空隙。

□

我想彎身低頭，挖個洞，好把自己埋藏在感激之中。要是我的目光可以離開漢娜，我就會這麼做。她從校車窗戶向我揮手；因爲忙著找座位，頭上的粉紅棒球帽歪了一邊。

自從卡馬拉克醫生告訴我們，漢娜罹患難以治癒的癌症，克勞德與我就舉棋不定；不知道該進一步尋求治療方法，還是維護漢娜餘生的生活品質。克勞德花了幾個鐘頭瀏覽網路，與全國的醫生或醫療圖書館員通電話，把漢娜癌症的相關資訊都剪貼起來；本子貼得有五吋厚。有一部分的他似乎認爲，漢娜的疾病不過是某項特別困難的工程，只要找到正確資訊就能順利解決。

我們首先明白的幾件事情之一，就是這種癌症的擴張速度很快，病例十分罕見；相對地，治療方法也不易尋求。我們運用馬可夫醫生的原則，就當時手邊所有的資訊做出最佳抉擇。克勞德與我親自去拜訪紐約、費城的醫生，並且與其他醫生通過電話之後，同意採用華盛頓州小女孩的化療方案：那孩子在發現患病的十五個月之後仍在人世。以後漢娜每週得進行一次化療，診所離我們家只有二十分鐘的車程。我們信任卡馬拉克和畢可爾醫生，也感謝社工師吉兒優雅而不著痕跡地進入我們的生活。

漢娜無法繼續上幼稚園的消息就是吉兒通知我們的。當時漢娜手術剛結束，吉兒跟我一起坐在床旁邊。

「聽說妳準備讓漢娜下個月開始上幼稚園，」吉兒清清喉嚨，在椅子上動了一下。

「妳應該知道化療會影響漢娜的免疫系統。而幼稚園，」她輕輕地將手放在我的手臂上：「是絕對不能去的。」

我花了一會功夫消化她的話。我知道她說得對，但是在我心中，漢娜最重要的身分是三歲孩子，其次才是癌症患者。

「妳不了解，」我說：「漢娜受了這麼多折騰，我不能再拒絕送她上幼稚園。她想坐著校車，跟同伴們一起去遠足。我要盡全力實現她的夢想。」

「大家願意爲漢娜這樣的孩子做許多事情。我們可以安排一輛空校車開到妳家，載她去兜風，漢娜不會發現有什麼不同。」吉兒提議道。

我大笑著搖頭。要說我能肯定哪件事情，這件事情絕對錯不了。

「吉兒，我知道妳明白很多事情，但是妳如果認爲空校車開到我家門前騙得過漢娜，顯然不了解她。」

漢娜過完三歲生日的一週後開始上幼稚園。我們一做出決定，所有人都努力要讓夢想成眞。費雪老師、佛席絲老師與漢娜診所的護士碰面，討論如何讓漢娜可能接觸到的細菌減到最少。她們也與班上其他孩子的家長開會，討論大家可能有的疑慮與問題。護士妥善安排漢娜的檢查與化療時間，錯開週二、週四早上幼稚園的課。漢娜全心全意投入學校生活；她去醫院接受治療不過是行事曆上的某一件事，不再占據我們全部心思。

孩子們一個個通過費雪老師，魚貫跨上校車；費雪老師點著人數，並輕推最後一位學生上車。

「好了，媽咪們，」她高聲喊道：「我們準備出發囉！」

車上二十九個三、四歲幼童齊聲歡呼。司機關上車門，發動引擎。我從窗邊看到漢娜抓住面前的椅背跳上跳下，臉上掛著好大一個笑容。校車開動之後，她放開手，轉頭向我揮別。我立刻按下快門，捕捉這個畫面。直到今天，這張照片還放在吉兒桌上的銀色相框裡。

「每天早上，」吉兒告訴我：「我看到漢娜從校車窗戶向我揮手，提醒我有很多事情都辦得到。」

□

漢娜跳著舞到廚房裡來的時候，我正從洗碗機中拿出碗盤。她穿著亮粉紅色泳衣，揮舞著生日魔杖。

「媽咪，我們來作指畫，」她踮腳繞著桌子轉圈圈。「拜—託—啦—」

我挺直身子，紓解背部的痠痛。昨晚的碗盤還堆著沒洗，下面壓著一疊未拆郵件。答錄機上的留言訊號燈閃個不停，烘乾機的信號器每兩分鐘就提醒我可以加衣服進去了。我有一長串待辦事項，其中可不包括作指畫。

不管它。漢娜和我來到後院茂密草地上，把藍色大畫架豎立在暖烘烘的九月陽光下，用鮮黃色的夾子固定光滑的白紙，然後脫掉鞋子。畫架下的托盤裡排放著漢娜準備的一杯杯的顏料，有草莓紅、海軍藍、檸檬黃，和嫩番茄綠。

我們把手指伸進顏料杯攪一攪。

「好噁心喔！」漢娜說。

兩人咯咯笑著，抽出手指，濃稠、粘膩的顏料從指尖滴到草地上。我們在紙上塗抹大大小小的圈圈和彩虹般的半弧形，創造出一張又一張的大作。半小時後，威爾放學回來看到我們，笑著把書包丟在地上，也成了一邊跳舞一邊畫畫的傻子。

那天晚上，我端著一杯溫咖啡坐在廚房桌邊，端詳貼在櫃子上的畫。這些畫美極了，我對自己的作品沾沾自喜。我的心結漸漸打開。多年來我一直想畫畫，老告訴自己要先去上課免得畫不好。今天沒有畫筆、調色盤讓我心生恐懼，畏懼之心就這麼從我指尖滑落。這種喜悅讓我深深沉醉。

我轉動著馬克杯，杯中的咖啡隨之晃動。從廚房窗戶看出去，月亮已經升起，我感受到肌膚下有了全然不同的新生命。

□

「媽咪，爲什麼我四歲之後就沒有生日可以過？」

我們剛去了一趟食品店。我才開上自家車道，漢娜的問題就竄進車裡。她的三歲生日派對，以及我們談過小朋友會不會死的事情，對我而言都跟她的手術傷疤一樣新。她的語氣有點苦惱，卻又十分肯定；彷彿她知道這是事實，卻不了解原因。

我將車子駛進車庫，關掉引擎。我看著後視鏡，漢娜正盯著我的後腦勺。深呼吸一口氣，我轉頭面對她。

「我不確定這是不是眞的，漢娜，」我痛恨自己聲音中刻意裝出的開心語調：「等妳過了四歲生日之後，就可以過五歲生日。」

她懷疑地看著我，我突然覺得不好意思。

「妳確定嗎？」她問。

「呃……」我猶疑著說道：「醫生正在努力讓妳的身體好起來，所以妳以後就可以過很多生日。」

她抬起頭，同情地對我微笑。

「我沒辦法過。」她不是質疑我，只是告訴我事實。

我轉身解開她的安全座椅，明白她已經超越我許多，我只能祈禱自己跟得上。

我不禁懷疑，她還知道什麼。

□

漢娜與我蹲在YMCA的布簾更衣室中。我儘量不要太匆忙，可是我也不想讓克勞德與威爾等太久。我們母女剛脫下泳裝，都光著身子。漢娜咯咯笑個不停，因為我把她的頭包得像土耳其人一樣，浴巾前緣一直掉下來遮住她的眼睛。她坐在牆邊的木凳上，我跪在她前面地板的水窪中。她旁邊的椅子上放著一堆消毒泡棉包裝的醫療用品。

她目前接受的治療必須在胸膛植入導管，直接通往血管。這根管子一天得沖洗好幾次，開口處也要儘可能保持清潔、無菌。

卡馬拉克醫生指派我專門負責維護導管，就連住院醫師和護士也獲命不准碰。他解釋說，單純由同一人處理，可以大幅降低引起併發症的風險。他的決定等於宣告我也是醫療團隊的一員。他不只願意跨出這一步；漢娜跟我可以濕漉漉在YMC

A更衣室笑個不停，也是他人性化又富有想像力的一面。

漢娜熱愛游泳勝過一切。她喜歡站在游泳池邊曲膝，手臂前後擺動，數著「一、二、三，跳！」，然後投身躍入克勞德的懷抱，水花濺得愈大愈是開心。她靠著綁在背上的鮮橘色游泳圈划到泳池邊緣，扭動身體爬上去，然後再來一次。我們都玩膩了，她還百玩不厭。「再一次就好，爹地，」她苦苦哀求。

我們十分堅持地告訴卡馬拉克醫生，一定要讓漢娜游泳。他頗有疑慮，因爲公共泳池是細菌的溫床。我解釋道，我不想讓女兒暴露在不必要的風險中，但是我也不願剝奪她的樂趣。她可能再也沒有機會游泳的風險，似乎更甚於她感染細菌的危險。

卡馬拉克醫生默默聽我們說話，轉頭看著窗外。然後他站起來，走到儲藏室找什麼東西。三十秒後，他帶著滿意的笑容，拿著一盒防水貼布走出來。

「你們可以用這個，」他說：「在她游泳前後要記得清洗導管的蓋子、管身和開口處。我們先試幾次，如果她不會被感染，你們要怎麼游我都同意。」

我脫掉免洗塑膠手套，發出很大的啪啦聲。漢娜拿起另一隻手套給我。

「媽咪，幫我做隻兔子。」她懇求道。

「好吧，就一隻。」我用大拇指和食指收攏手套口，湊近嘴巴吹氣。粉末狀的乳膠味道很苦。手套的手指部分先漲起來，然後是其他部位。接下來就可以看出專家與菜鳥的不同：我夾緊大拇指與食指，免得空氣跑掉，然後打個結。漢娜開心地尖叫、親吻我。

「謝謝媽咪！」

「不客氣，丫頭。」我微微笑著。「現在來沖導管吧。」

我分別在兩支針筒中注滿肝磷脂和生理食鹽水，漢娜則打開四包酒精拭布，小心地放在板凳上。然後她拿起導管，注意不碰到尾端。我用酒精擦拭導管蓋子，然後伸手拿第一支針筒。我將針筒舉過頭部，就著光線看清楚，然後輕彈針筒，將氣泡擠到針頭。就在我要壓出多餘空氣的時候，簾子被掀開了。

一個穿著藍色花泳裝的女子拉著門簾，眼睛張得老大，緩緩掃視凳子上的紗布、玻璃瓶、漢娜與她的導管，目光又移到我的塑膠手套和手上的針筒。她一言不發地闔上門簾。只見她的花邊夾腳拖鞋退後一步，停頓了一下，然後轉頭走向更衣室門口。我聽到門開了又關上，轉過頭去看漢娜。

她調皮地露齒微笑。

「媽咪，」漢娜說：「那位小姐這麼吃驚，是不是因爲她從來沒看過人光溜溜啊？」

□

我的日記上只寫了一行字：「黑暗的一天。」

腫瘤復發了：，醫生是在例行的X光檢查中發現的。儘管漢娜接受了八週的化療，團塊中的微小細胞仍然產生轉移，在她的肺部左下方逐漸累積，形成黑色斑點；而她上一次手術的傷疤都還沒復原。

克勞德與我面對痛苦的抉擇。如果我們什麼也不做，漢娜很可能在聖誕節前就會過世。我們還沒準備好。我們運用馬可夫醫生的原則，安排第二次移除腫瘤手術，並且計畫讓漢娜接受自體骨髓移植。雖然還有其他實驗性的治療方法，但多數都要求病患得長期住院，我們不願意委屈漢娜。相較之下，移植手術的風險不會太大，成功機率也不致太低。我們也決定，如果漢娜再度復發，就得放手讓她走。

克勞德與我必須簽署一份授權書，其中清楚說明手術的風險：她即將接受的治療不見得有療效，還可能致其於死。就算奇蹟出現，她可以長大成年，青春期仍舊得繼續接受醫療，而且永遠無法生育。

我們請教的一位醫師說出我們的心聲：「如果我是你們，我會祈禱她活得夠久，可以碰上這些問題。」

手術前一天，漢娜和我到公園散步，我根本沒去想這些事。天氣微寒；公園裡有溫暖的午後陽光和乾爽的秋風，金黃色的楓葉在腳下沙沙響。漢娜握住我的手，傳來暖意；我聽著她用抑揚頓挫的聲音，計畫入院時要穿著公主裝。小毛帽上的紫色毛球隨著她走路的節奏上下跳動。

我深深吸入這一刻，細細品嘗箇中滋味。此時此刻不需動作、言語或祈求。我能活著很幸運，漢娜還活著更是我的福氣。我儘可能屏住氣息，希望這歡樂的吉光片羽可以駐留在我心中，往後才能出奇不意地飄進低潮時刻，因爲我知道壞日子將來還多的是。

□

我們在漢娜第二次手術的一週後返家。一進門，漢娜便在客廳地板中間翻兩個筋斗慶祝。我閉上眼睛微微退縮了一下，太意外而來不及阻止她。

現在，也就是三天後，連我都覺得離醫生、治療和癌症有十萬八千里。克勞德與我像破布娃娃般癱在沙發上，感激空調的發明；行李凌亂地堆在床上。威爾與漢娜鑽進窗簾後面，鼻子壓在十四樓的窗戶上。

「你看，威爾！」漢娜尖叫：「我看到灰姑娘的城堡耶！希望她在家！」

「她當然不在家，漢娜，她又不是眞人。」威爾略為不耐地解釋道。

「她就是。你等著瞧。」漢娜嗤之以鼻。

「爸、媽，快點！」威爾催促著：「我們等不及了啦。」

克勞德與我相視而笑。我們在凌晨四點半的鬧鈴聲中起床，半小時後，加長轎車來接我們去搭六點鐘的飛機。飛往奧蘭多的機上，威爾與漢娜沿途呼呼大睡。有一對友善的男女在機場迎接我們，陪我們到出租汽車上，並且在漢娜身上別上「喜願病童」❶的徽章。還不到中午，我們已經在飯店安頓好。

由於漢娜病情復發，得到免費遊覽迪士尼樂園的資格。這個假期是我們滿心期待的喘息時間。然而也只是暫時的解脫，因爲漢娜隔週就要進行骨髓移植。

克勞德與我拖著身子從飯店房間站起身子。

「好耶！」威爾與漢娜歡呼。

我們搭單軌電車到魔幻王國，第一站是灰姑娘的城堡。跨過壕溝之後，走進角

❶喜願基金會（Make-A-Wish）是美國民間的一個慈善基金會，旨在幫助癌症病童實現心願。電影《心靈點滴》（Patch Adams）拍攝期間，也幫助該基金會病童實現願望，並讓他們入鏡。

樓下方的城門，踏進鋪了馬賽克瓷磚的陰涼迎賓廳，我彷彿給捲入「從此幸福快樂」的魔法中。我的理智知道這不是眞的，心裡卻充滿感激。盡頭處的宴會廳大門裡流洩出喧鬧聲和杯盤碰撞聲。大部分遊客都往那邊走，包括克勞德。他想碰碰運氣，看看沒訂位是否也有位子坐。威爾與漢娜在後面慢慢走著，目不轉睛地盯著牆壁上懸掛的甲冑和頭盔。這時，漢娜突然張大雙眼，停住不動。有個身材苗條的女子穿著藍色長洋裝，金髮在小皇冠後面盤成髮髻，靜靜地從漢娜面前的牆壁凹處現身。

「是灰姑娘……」威爾悄聲說。

灰姑娘跪在漢娜面前。「嗨，我是灰姑娘，」她溫柔地說：「妳叫什麼名字？」漢娜動也不動，目光從灰姑娘頭上的皇冠，游移到她微笑的臉龐，再往下打量蓬蓬裙，和裙擺下方露出來的透明玻璃鞋。

「我叫漢娜，那是我哥哥威爾。」她頓了一下，然後靠向灰姑娘，很大聲地說著悄悄話：「他不知道妳是眞人，可是我知道。」

威爾不安地扭動，眼珠子轉來轉去。灰姑娘對他眨眨眼。

「沒關係，威爾。」灰姑娘的安慰使威爾害羞地微笑，他顯然如釋重負。

灰姑娘把注意力轉回漢娜身上。「漢娜，妳好嗎？」她柔聲問道。

「我剛做完手術，」漢娜輕聲地說：「妳想看我的疤嗎？」

我懷疑灰姑娘早就注意到漢娜的徽章。

「好啊。」灰姑娘溫柔地回答。

漢娜緩緩掀起洋裝。灰姑娘看著漢娜肚子上的傷疤，一語不發，張開雙臂；漢娜隨即投入灰姑娘的懷抱。這名年輕女子摟著漢娜，越過她的肩頭看著我，淚水盈眶。

「謝謝妳這麼大方讓我看，漢娜。」她小小聲說。

「不客氣。」漢娜鬆開手，親了她一下。

灰姑娘站起來，輕壓了一下上了睫毛膏的眼角，然後整理她的裙子。威爾走上前，伸出手來。

「很高興認識妳，灰姑娘。」他說。

「我也很高興認識你，威爾。」灰姑娘握握他的手。

漢娜氣喘吁吁地在他們兩人周圍蹦跳著。

「看吧，威爾，」她大叫：「我早說過她是眞人。」

「是啊，漢娜，」威爾對灰姑娘眨眼：「妳說得沒錯。」

我們三人走向宴會廳的時候，我笑得合不攏嘴。就算灰姑娘只是一個來自愛荷華，穿著美麗戲服的少女，在我眼中，她仍舊充滿神奇的魔力。

□

我們躲開午後的陽光和曬得紅通通的大群遊客，在飯店稍作休息。威爾與漢娜盤腿坐在地毯上看迪士尼卡通。克勞德的眼睛已經閉上。我躺在他身邊，疲倦卻心滿意足，一邊用手來回摸著肚腹，因爲我的體內有個新生命。我們出發來佛羅里達的前一天，看到驗孕棒上出現兩條由淺藍變成深藍的線條。克勞德與我相擁而泣。這次懷孕和過去不一樣，感覺比較好。我並未欣喜若狂，只是覺得滿足，認分。我知道，這次懷孕是由上帝做主，不是我。

我們決定不告訴任何人，就連孩子都不說。如果寶寶撐過最危險的前八週，來得及過聖誕節，才公布這個好消息。

我閉上眼睛，就快睡著的時候，感覺到有隻小手在搖我的肩膀。

「媽咪，」漢娜大聲對我耳朵說悄悄話：「妳醒著嗎？」

我撐開沉重的眼皮，眨了幾下。

「對，丫頭。怎麼了？」

「媽咪，我有件事情要告訴妳，是關於死掉的寶寶。」她說。

「哪個寶寶？」我朝裡側挪挪身子，漢娜爬上床依偎過來，頭頂著我的下巴。

「就是以前在妳肚子裡，那個不夠健康，所以沒辦法出生的寶寶。」我點點頭。

「告訴妳喔。」她很興奮，一隻手放在我肚子上，目不轉睛地看著我：「妳不用難過，因爲上帝已經幫我們準備了一個新的寶寶。」

我張嘴又闔上，無言以對。如果她只是猜測，我就得說謊免得洩露消息；要是她眞的知道，我也不曉得該說什麼。

看她坐著對我笑，我決定不去深究；不過是多了一個我永遠也不會明白的祕密。

□

外面下著小雪，剛好爲聖誕節應應景。醫院病房一角放著人造小樹，樹上掛著迷你飾品和燈泡，樹下堆著書、拼圖、塡充動物和芭比娃娃。每一片窗玻璃上都貼著襪子、枴杖糖和星星圖樣的轉印貼紙。用紅色、綠色色紙做成的紙環從房間一端懸掛到另一端。

伯利恆的恩典彷彿在此地降臨；漢娜還活著，我肚裡的胎兒也是。

過去三週以來，漢娜和我住在寬十呎、長十二呎的隔離病房，阻隔細菌與全世界。這間醫院離我們家要一個半小時的車程，卻是附近唯一可以做骨髓移植手術，又能讓我全天候陪伴漢娜的地方。堅持我跟她一起住院，是克勞德跟我所做過最明智的決定之一。

最近這十天中，醫生在漢娜的身體裡注射許多化療藥品，目的是摧毀所有殘餘的癌症細胞。這些化學藥品的密封袋上都貼著螢光橘色的警告標語，寫著「危險」、「致命化學物」或「有毒廢料」。護士把這些藥品掛在漢娜的點滴桿上之後，總是再三確認寫字板上文件的記載，才會開始使用。克勞德給我一個小筆記本，內頁畫滿小格子，記錄漢娜施打每種藥品的日期、時間、名稱和劑量。儘管有點怪異，這本子卻成了漢娜人生最後一年的日記。

一袋滴完立刻換上另一袋。漢娜的身體幾乎立刻開始惡化，我忍不住懷疑我們夫妻犯了這一生最可怕的大錯。這些化學藥品導致漢娜不斷噁心嘔吐，灼傷她的嘴巴、喉嚨和腸道。她的頭髮一把把掉落，只剩最後一小撮頑固地抓著她的光頭。她的每吋肌膚都長滿鮮紅、隆起的疹子，疹子下面的皮肉則變成花粉般的顏色。

爲了降低褥瘡和感染的機率，醫生要我用護士放在房間中央的藍色塑膠浴盆，每天替漢娜洗五次澡。每當我抱起漢娜鬆軟、瘦痛的身體，她就開始嗚咽呻吟。有好幾次我默默反抗這種瘋狂行爲，告訴護士我已經幫她洗過澡，其實我讓她好好睡了一覺。

治療開始的頭一週，我每天都祈禱情況不會惡化，讓漢娜的身體好好休息，別再感到疲累、痛苦。

醫生提醒我，漢娜的白血球細胞數必須降到幾乎是零，才能停止化療。然而越接近這個目標，她就會病得越重。所以我開始祈禱她趕快病得夠重，好結束這些荒唐的事。

就在她幾乎失去生命之光的時候，化療藥袋終於給取下，先前抽出來的自體骨髓開始經由導管注入她的血管。漢娜發著高燒，身上排放的汗水混合著化療藥劑與骨髓保存物的味道，使病房中充斥著令人窒息的氣味，刺激我的肺和鼻孔，一呼吸就想吐。如今我知道，死蔭的幽谷聞起來就像發酵的蕃茄汁。

接下來好幾天，漢娜都躺在床上，動也不動活像死了一般，只能勉強用吸管喝水。護士每四個小時抽一次血，檢視她的白血球數量是否持續增加；每一次我都屏氣凝神。隨著漢娜的細胞開始再生，我也從祈禱她可以活過聖誕節，轉而祈禱她的白血球數目多到可以會客。這場比賽不到結束，分不出勝負。白血球數量穩定攀升了一週，卻在聖誕節前三天停頓下來，漸漸減少，然後原地不動。聖誕節前兩天，午班的護士多抽了一次血，希望出現轉機——她的預感成眞！我們這間病房彷彿中了樂透；醫生、護士，甚至這層樓的清潔工都友善地輕敲窗戶，對我們豎起大拇指。

眼前的漢娜打扮得十分可愛，跪在床上的娃娃屋前，那是聖誕老人的禮物。她的光頭上繫著蕾絲髮帶，身上穿著嶄新的象牙白絲緞洋裝，活像是黑手黨婚禮上的花童。我知道她一定會喜歡這身行頭。

前一天晚上的聖誕夜，克勞德來陪她睡，好讓我出門買禮物。這是我三週以來頭一次踏出醫院。我站在商場裡一家童裝店，端詳著這件黑手黨聖誕洋裝，有位正在挑選男童長褲的女士注意到我。

「妳在考慮要不要買那件洋裝嗎？」她問。

「對，可是實在太貴了。」我難爲情地說。

那位女士微笑。「可惜我只有三個兒子，」她慫恿著說：「買了吧！」

如今看著漢娜，我很慶幸自己把它買回來了。過去兩個多星期，她只能穿病人袍。與幾天前比較起來，她現在絕對是容光煥發。她還按了護理站的鈴，要護士們都來看她的新衣服。儘管她的臉蛋和手臂因爲打了太多液體而水腫，眼神遲鈍、昏昏欲睡，她仍然精神奕奕地坐起身子。她的皮膚已經沒那麼黃，疹子也只留下淡淡的斑點。

克勞德、威爾與我從紙面罩後相視而笑。我們三個穿戴著塑膠浴帽、長袖病人袍、橡膠手套，和有鬆緊帶的鞋套。不管怎麼想辦法綁緊，面罩仍然不斷從我們的鼻樑滑下。漢娜說我們穿的是「太空裝」。除了她之外的所有人都得這麼穿，因爲她的免疫系統還不健全，任何輕微的感染都會要了她的命。

可以全家團聚眞好，我的情緒激動得要溢出來。一個月前的日常景象，現在看來卻如此神奇，猶如耶穌復活。克勞德似乎也有同感。他跳前跳後，一會錄影，一會拍照。

「我等不及要讓大家看她的氣色有多好！」克勞德說。

「嘿，你們兩個，」我對威爾與漢娜說：「爹地跟我要告訴你們一個消息。」

他們兩個轉過頭來，克勞德牽起我的手，輕握了一下。

「我們家要有小寶寶了。」

「什麼時候？」威爾與漢娜異口同聲問道。

「七月。」克勞德說。

他們兩個尖叫著互相擁抱。

「哇！」威爾說：「這是最棒的聖誕禮物。漢娜，如果是小弟弟就很棒了，對不對？」

1 0 5

台北市南京東路四段25號11樓

大塊文化出版股份有限公司 收

廣　告　回　信
台灣北區郵政管理局登記證
北台字第10227號

地址：　市／縣　鄉／鎮／市／區　路／街　段　巷　弄　號　樓

姓名：

(請寫郵遞區號)

謝謝您購買這本書！
如果您願意，請您詳細填寫本卡各欄，寄回大塊文化（免附回郵）
即可不定期收到大塊NEWS的最新出版資訊及優惠專案。

姓名：__________ 身分證字號：__________ 性別：□男 □女

出生日期：____年____月____日 聯絡電話：__________

住址：____________________

E-mail：____________________

學歷：1.□高中及高中以下 2.□專科與大學 3.□研究所以上

職業：1.□學生 2.□資訊業 3.□工 4.□商 5.□服務業 6.□軍警公教
7.□自由業及專業 8.□其他

您所購買的書名：____________________

從何處得知本書：1.□書店 2.□網路 3.□大塊電子報 4.□報紙廣告 5.□雜誌
6.□新聞報導 7.□他人推薦 8.□廣播節目 9.□其他

您以何種方式購書：1.逛書店購書 □連鎖書店 □一般書店 2.□網路購書
3.□郵局劃撥 4.□其他

您購買過我們那些書系：

1.□touch系列 2.□mark系列 3.□smile系列 4.□catch系列 5.□幾米系列
6.□from系列 7.□to系列 8.□home系列 9.□KODIKO系列 10.□ACG系列
11.□TONE系列 12.□R系列 13.□GI系列 14.□together系列 15.□其他

您對本書的評價：(請填代號 1.非常滿意 2.滿意 3.普通 4.不滿意 5.非常不滿意)

書名____ 內容____ 封面設計____ 版面編排____ 紙張質感____

讀完本書後您覺得：

1.□非常喜歡 2.□喜歡 3.□普通 4.□不喜歡 5.□非常不喜歡

對我們的建議：____________________

漢娜皺起眉頭。「這樣不配吧，威爾，」她說：「我替她取名布萊兒蘿絲，所以一定要是女生。」

「既然要叫做布萊兒蘿絲，我也希望是小妹妹。」威爾說。

克勞德繼續按快門，我則讓眼睛、心靈裝滿全室的喜樂。照片不足以捕捉我們共享的心情，這種喜樂不需要記錄，早已在我們的心裡找到永久的安身之處。

□

聖誕節後約莫一星期，爲漢娜進行移植手術的醫生走進病房，帶來大消息。

「漢娜香蕉，妳今天晚上要吃什麼都可以。」蕃茄頭醫生宣布。

蕃茄頭醫生的本名是布羅克斯坦。但是自從他稱呼她漢娜香蕉之後，她就堅持要叫他蕃茄頭醫生。

他對自己的「德政」顯然很滿意。漢娜若有所思地看著他，身上穿的是聖誕節洋裝搭配小紅鞋。

「是眞的，漢娜，」我說：「妳的身體努力變得強壯起來，所以妳又可以吃東西了。要吃什麼都可以。」

漢娜扭曲著臉，用手指敲著腦袋瓜。

「這個嘛……」她閉上眼睛思索著：「你們有硬捲餅嗎？」

醫生和我驚訝地看著對方。

「應該有吧，」他說：「就算沒有，我們也會去買。」

「謝謝。」漢娜兩手交疊放在膝上。

「妳只要這些東西嗎？」他問。

「其實還有另一樣。」漢娜說。

蕃茄頭醫生似乎鬆了一口氣，臉孔微微發亮。

「請你再給我一杯葡萄汁。」

「妳確定不要別的東西？」他疑惑地略略皺起眉頭。「妳可以吃披薩、冰淇淋、巧克力餅乾……什麼都可以！」

漢娜盯著他看，似乎有點不悅。

「我要硬捲餅和葡萄汁，」她不高興地攤開手掌：「就像教堂的聖餐一樣。」

她追上一句，彷彿我們是笨蛋，竟然看不出如此明顯的事實。

「媽，幫我換下洋裝好嗎？我不想把果汁濺到上面。」她轉頭看我。

十分鐘之後，蕃茄頭醫生、兩個護士與我看著漢娜慢慢地把捲餅仔細撕成一片片，然後拿餅蘸杯子裡的葡萄汁，再放進嘴裡。她完全無視於我們的存在，細嚼慢嚥，默默看著窗外的一小片星空。我想跪在她面前，親吻她的腳。

兩小時後，她按鈴找護士，想吃切片蕃茄配芥末醬。

□

漢娜的最後幾撮頭髮也掉了，完全成了光頭。在移植病房住了四個半星期之後，我們母女都受夠，早就想回家了。

我端了一個裝著蘋果汁的紅色塑膠杯給她。她喝了一口。

「錯了，不對。」她遞回來給我。

我不敢相信。在她的要求之下，我一分不差地照作了好幾天：紅杯子裝蘋果汁、綠杯子裝牛奶、黃杯子裝百事可樂、藍杯子裝水。

「哪裡錯了？」我問。

「全錯！」她說。

我想把所有東西摔到牆上。我慢慢呼吸，默數到十。讓漢娜決定哪個杯子裝哪些飲料，對我而言是莫大樂趣。雖然有些人認爲我可能會寵壞她，但是我不以爲然，我認爲這有助於維護漢娜部分自尊。她已經被迫嚥下許許多多東西，必須保有某些控制權。然而今天，我卻覺得疲累，不甘願。

「漢娜，是妳要我這麼作的。」

「我知道。」她兩手交疊放在膝上。「可是今天，」她停頓一下，身體往前傾，彷彿在對一個特別駑鈍的孩子說話般，刻意放慢速度：「我改變心意了。」

我仰頭大笑，怒氣隨之消散。她的言下之意彷佛是，我從來不知道可以冒著激怒別人的危險改變心意。她沒錯，我的確不知道。

□

漢娜的白血球細胞數目已經夠多，可以走出病房。散步、閒逛已經不能滿足她，她最近迷上速度感。

我們從病房外接待室的洗臉台下拉出單車，推到大廳中央。這部腳踏車是粉紅、紫色相間，還帶著兩個輔助輪，是喜願基金會在聖誕夜送來的禮物。漢娜把粉紅毯子放到前面的籃子裡，然後爬上座椅。我輕輕推她一下，她努力打直雙腿，開始踩踏板。她在氈布地板上越騎越快，我在旁邊跟著跑，點滴桿跌跌撞撞。單車左右搖晃，手把上的閃亮綵帶隨風飄揚。

「等一下，漢娜！」我忍不住尖叫，因爲她放開雙手，向護理站的護士揮手；她們笑著打招呼。

「漢娜，妳這樣會累死妳媽！」其中一個護士開玩笑道。

漢娜抬頭大笑，我也跟著笑。看到她玩得這麼開心，這種喜悅之情超過我的心房所能容納。

「小心下面！」我們繞過電梯旁邊的角落時，漢娜大叫。她緩緩滑行，讓車子減速，然後跳下單車調頭。我重新整理點滴管線，準備騎下一趟的時候，發現走廊盡頭一個很少使用的房間外面，有一小群人圍在一起低聲哭泣、交談。

「怎麼回事？」有個護士從人群中走出來，我趁機問她。

「那間病房的小男孩今天早上發生車禍，剛剛過世了。」她輕聲說。

我覺得腹部彷彿被人猛捶一拳；同時又不肯承認，自己其實很幸運。如果我突然失去漢娜，沒有時間爲她或自己做好準備，沒有機會細細品味她生命中最後的點點滴滴……我無法想像這種情景。這個男孩的父母有機會向他道別嗎？

漢娜患病以來的這幾個月，不管日子有多緊張、多令人提心吊膽，我都很感激自己可以與她分享的每一刻；即使最黑暗的時刻，也摻雜著殘酷的喜樂。如今我明白，時間這份禮物有其簡單卻又別出心裁的意義：我們因此有時間細細品味，有時間深深記取，有時間說再見。

□

漢娜與我在一月分的頭一週回家。又過了一週後，她身穿聖誕洋裝，頭戴有粉紅蝴蝶結的黑色絲絨帽回到幼稚園。帽子不斷滑下她的光頭，打掉鼻子上的紙面罩。同學們對她的洋裝驚嘆連連，似乎沒發現她的頭上光禿禿的。

今天，漢娜仍然穿著聖誕洋裝，她解釋說：「今天是非常，非常特別的一天。」我們請了凱蒂護士來家裡喝茶。

凱蒂是漢娜最喜歡的護士之一。她的年齡大約二十出頭，幾乎不到五呎高，有深色頭髮和靈動的眼神。凱蒂跟漢娜在一起的時候，似乎從未因爲其他事情而分心。她看起來永遠眞心關懷漢娜，也不會因爲忙起來而失去孩子氣。

凱蒂每次進漢娜病房，兩人一定會玩她們最喜歡的遊戲。

「小漢娜小姐，需要我爲您準備什麼東西嗎？」凱蒂裝出正經八百的樣子問道。

漢娜露齒微笑，兩隻手交疊在大腿上。

「有的，」她回答，但是往往話沒說完就先笑出來：「凱蒂護士，可以給我一個小蕃茄嗎？」

凱蒂聽了便靠向漢娜，嚴肅地說：「對不起，小姐。凱蒂一家人把所有小蕃茄全吃光了。但是我們還有很多香蕉可以給漢娜小姐吃。」

漢娜正在親自準備茶具。她小心翼翼地走著，一次從廚房端一個盤子或杯子到客廳。她把杯盤排成歪歪斜斜的圓形，又從芭比茶具組中取出一支塑膠菊花和花瓶擺在桌子中央。桌上擺著三張剩餘的生日紙巾：一張維尼熊和兩張小美人魚；它們和另一張「新年快樂」的紙巾團團圍住，排成圓形，「這樣才能看到上面的圖案。」漢娜解釋。

她決定用「大人的」茶壺倒茶，因爲芭比的茶壺已經塞滿數量可觀的ＯＫ繃——我們用得很兇，現在已經成爲行家。除了「普通」款式不買之外，我們收集了好幾盒，各種大小、形狀、顏色都有。

我看著漢娜調整再調整茶具，忍著不作出任何建議。這點非常不容易。我很清楚，有一部分的我對所有事情都很挑剔，喜歡對人說教，尤其是我的子女，告訴他們怎麼做才「對」。

漢娜一邊笑一邊哼著歌，每隔一會就退後幾步欣賞自己的作品。她不慌不忙，似乎一點也不在乎茶會「應該」如何布置。我默默觀察她，感受她正在體會的喜樂，以及她對每件事的用心。我渴望自己也能以同樣的專注力度過忙碌的每一天；可以為了享受過程中的樂趣而放手去做，不管別人會不會注意到，是不是喜歡。

這時我發現，喜樂的感受與整不整齊、搭不搭配、是否被人肯定無關。倘若我眞心希望徹底享受生活，就不能老是要求自己或別人，非得把每件事都做得盡善盡美。

□

我拉起窗簾，打開所有窗戶，好讓和煦春風驅散屋裡的寒冬溼氣。克勞德在院子裡鬆土播種，威爾與漢娜幫忙我用檸檬油擦拭木製品和家具。我們一路清到樓下，剛開始整理到威爾房間，就聽到有車子開上我們的車道，還拼命按喇叭。我看也不用看就猜到是誰，孩子們也知道。

「蘿拉珍牧師！」他們尖叫著衝到窗邊。

我聽到蘿拉珍的笑聲，走到窗邊時，正好看到她從鮮紅敞篷吉普車駕駛座送出飛吻。

「嘿，妳的車好像很酷喔。」威爾把身體探出窗外，看來相當危險。

「本來就很酷。」蘿拉珍大笑著摘下頭上的費城人隊棒球帽。「你們在做什麼？要一起去兜風嗎？」

「我們在大掃除。」漢娜說著，舉起抹布給蘿拉珍看。

「大掃除!?」蘿拉珍不敢置信地驚呼，威爾與漢娜放聲大笑。「告訴媽媽，這麼好的天氣絕對不可以拿來大掃除。你們兩個立刻下來，告訴媽媽最好也一起來！」

威爾與漢娜丟掉抹布，奔下樓梯衝進蘿拉珍的懷抱。蘿拉珍在兩人雙頰上用力親吻，然後把他們抱上車，扣緊安全帶。我們四個坐在車上，蘿拉珍一面倒車一面大按喇叭。克勞德停下工作，微笑著揮揮手。

太陽高掛天空，暖洋洋地照在我們臉上。蘿拉珍踩下油門。

「快一點！」漢娜在後座大喊，風呼呼吹過敞篷吉普車。

蘿拉珍與我相視而笑；她的眼神明亮、興奮，我知道我也一樣。蘿拉珍踩下油門，吉普車向前飛馳，眾人興高彩烈地齊聲歡呼。我好久沒玩得這麼開心。

「媽！」漢娜大叫：「風都吹到我頭髮裡了！」

我轉過頭去，頭一次在大太陽下看著漢娜頭上覆蓋著的薄薄一層細髮，現在每根頭髮都被強風吹得豎起來。漢娜用雙手輕輕撫摸頭皮。

「我有頭髮了，」她大聲喊叫：「我有頭髮了！」

「好耶！」威爾歡呼，靠過去擁抱她。

我忍不住流淚，蘿拉珍也是。

我用嘴型默默向她示意：「謝謝，謝謝。」

她伸出手緊握了一下我的手。我們的車高速過彎的時候，漢娜再度尖叫。

「蘿拉珍牧師，媽咪，我以後就要住在那裡！」

我往她指的方向看去，轉角處有棟粉紅得不能再粉紅的房子。除了茶色邊框之外，整棟屋子的每一吋都漆上淡玫瑰色。

「好噁喔，漢娜，」威爾誇張地嚷著：「整間房子都是粉紅色！」

漢娜咯咯笑，對著他的耳朵尖叫道：「我還要買一部粉紅色敞篷車！」

「眞受不了你們女生。」威爾搖搖頭，轉動著眼珠子。

□

夕陽一口口舔噬天空的光線，又過了另一個暖和的春天，空氣聞起來醇厚又帶點泥土的氣息。威爾與漢娜跑在前頭，克勞德與我牽著手走在後面。我現在已經懷孕六個月，可以感覺到寶寶正跟著我的步伐左右移動，調整位置。

威爾的朋友大衛在他們家車道上，跟他爸爸玩籃球。艾倫與克勞德共同擔任「小聯盟」教練，有時會在週二和其他爸爸打籃球。大衛的弟弟麥克比漢娜大幾個月，正蹲在院子裡用棍子戳泥土。威爾雙手圈在嘴邊向大衛打招呼，大衛大笑，丟來一記長傳。威爾接了球之後運球上籃，可惜沒投進。漢娜找了一根棍子，在麥克身旁蹲下來。艾倫朝我們揮手，等到我們走過去，繞著兩個男孩打轉的艾倫已經故意投出幾顆失誤球。

「老兄，我需要幫手！」他大叫。

克勞德笑著加入戰局。艾倫的妻子瑪莉安從前門探出頭來。

「我就說，外面怎麼鬧哄哄的。」她笑著說。

她招手要我過去，兩人並肩坐在門口台階上。

「嘿，麥克，你們兩個在做什麼？」瑪莉安問道。

「我們在找蟲子。」漢娜說。

「還有蚯蚓。」麥克補上一句。

「對，還有蚯蚓。」漢娜說。

「太好了！」瑪莉安斜睨著他們：「那表示你們兩個今晚還要洗一次澡。」

事情就在這一刻發生了。要不是我親身體驗，絕對不會相信有這麼神奇美妙的事情——我竟然忘記漢娜是病人！

我甚至沒發現自己已經忘記，彷彿我被吸出了有關癌症、治療、擔憂、死亡的一切。漢娜正在玩泥巴，我來拜訪朋友，那一刻就像平常一樣，似乎沒有任何異狀。

然而，就在一瞬間，那股讓我渾然忘記一切的力量又將我吐回現實。即使如此，感覺仍然有所不同。儘管我想起漢娜有病，剛剛那種平靜的心情卻保留了下來。稍晚，我坐在前廊，享受那一天剩餘的平靜，夜空在我眼前一層層地褪去神祕的外衣。我先注意到飛蛾覆著粉末的身子拍擊著燈泡，然後是方向感精準的蝙蝠咻地飛過。蝙蝠之上，是月亮碩大、靜定的臉龐，更遠處是行星一明一滅，眾星雲在芎蒼之中旋轉，延展成無窮盡的星毯。

聆聽著夜晚的聲音，我親眼見識到偉大崇高，也確定我感受到的寧靜就是上帝。

□

我聽到漢娜噼哩啪啦走上樓梯。我張開眼睛伸懶腰，也該起床了。我聽到有人在淋浴，克勞德剛剛一定是很小心地下床免得吵醒我。願上帝祝福他。

我們的房門砰地打開。

「媽咪！」漢娜大叫：「這麼好的日子可以活著實在很棒，對不對？」

她站在門口，雙眼發亮，拖著一條粉紅毯子。一小捧吋許長的細細金髮星星點點從頭頂冒出，襯著她圓潤泛紅的臉頰。我頭一次發現，漢娜睡衣的荷葉裙襬不再垂到地上，露出塗著粉紅色指甲油的小腳趾。我向她微笑，她放開門把和毯子，跑進房間，跳上床，鑽進被子爬到我身邊，把頭貼在我的肩頸之間。

「是啊，漢娜，」我把鼻子埋進她的髮間。「這麼好的日子能活著眞是棒。」

喜樂，是迎接每一分每一秒的來臨時，內心感受到的魔力與平靜。喜樂是全力付出，充實地過活，而不期待任何回報。喜樂沒有規則可循，也不害怕不完美，即使在最黑暗的地方也能爲我們帶來驚喜。

3 信心

從「如我所願」到「遵從你的旨意」

每當我們說「遵從你的旨意」，就該明白，所有可能發生的噩運也會伴隨而來。

——席夢．威爾

席夢．威爾（Simone Weil, 1909-1943），二十世紀的法國聖女哲學家；與西蒙．波娃爲巴黎大學同學，並以第一名成績畢業（波娃爲第二名）。

□

這天是個陽光燦爛的春日，下週就是復活節了。漢娜和我一起散步到教堂，威爾在前頭騎著單車；克勞德睡過頭，稍晚才與我們會合。我與漢娜手牽手走著。沉睡了整個冬天的球莖、花蕾，此時正欣欣向榮。有棵木蘭樹特別吸引我的目光；它比兩邊的房子都要高，枝頭長滿白紫相間的碩大花朵，整棵樹向上伸展，直入永恆。

「媽咪，」漢娜指著樹上的花朵說：「我結婚時要用那些花！」

「好漂亮的花喔，漢娜，」我暗自祈禱這個夢想可以成眞。「那妳要嫁給誰呢？」

「當然是爹地啦，笨蛋！」漢娜大笑。

最近這段時間，漢娜看起來很健康，實在不像個病人。她已經穿壞第一雙紅鞋。我們去買鞋的時候，發現她的腳大了半號。做完移植手術後到現在已經三個半月，我們的生活再度呈現走上正常軌道的假象。我想要去相信這種假象可以持續下去，但是我察覺到空氣中有種不確定的感覺。卡馬拉克醫生安排下週例行照X光與斷層掃描。

我坐在教堂，盯著蘿拉珍身後從天花板上垂吊而下的巨大十字架。這是我有生以來，最衷心喜愛有關復活節的故事。如果上帝能讓耶穌基督死而復活，難道不能拯救漢娜？

如果祂可以，又在等什麼呢？

「遵從你的旨意。」我虔誠祈禱，心裡明白自己這麼說是因爲，我相信我的願望就是祂的旨意。

□

漢娜的房間傳出克勞德的鼾聲，他們兩個聽床邊故事聽到一半就睡著了。威爾正在等我幫他蓋被子，我心裡明白他在想什麼。

不到一週前，也就是復活節過後幾天，卡馬拉克醫生把X光片夾到光板上，指出癌細胞有轉移的現象。漢娜做移植手術的時候，克勞德與我決心此後不再讓她接受任何治療，不過那時候是那時候；現在我們請求卡馬拉克醫生立刻安排手術。

今天早上克勞德把我和漢娜的行李搬上廂型車，準備送我們上醫院。我陪著威爾到他的朋友傑夫家，給他一個告別吻，提醒他莉莉會接他放學。但是下課之後，等在校門口的卻是克勞德、漢娜與我。

威爾把絨毛動物堆到另一張小床上，挪出空間給我。看得出他剛哭過。我緩慢地把懷孕的身體移到他身邊躺下，雙手抱住他。

「小乖乖，」我親一下他的頭頂，感受小男孩的柔軟。

「媽，」他把頭靠在我的胸口，聲音模糊：「醫生爲什麼不幫漢娜開刀？」

有一部分的我拼命想躲開這個話題，但是威爾相信我會對他說實話，而且他也應該知道眞相。

「這個嘛……」我小心選擇用字：「這次漢娜的腫塊又跑到別的地方，就在她的脊髓附近，包在某些非常重要的血管外面。醫生沒辦法拿掉。」

「可是，媽，」威爾抬頭看著我哭泣：「就算拿掉一點也不行嗎？」他頓了一下。「如果不拿，」他緩慢而愼重地說：「漢娜就會死掉。」

我深呼吸，忍住眼中滿滿的淚水。我希望陪伴威爾度過他的痛苦，而不是讓他在我的悲痛中不知所措。

「問題是，」儘管黑暗就要呑沒我，我還是執意尋找生路。「無論怎麼做，醫生都認爲漢娜只能再活幾個月。如果眞要開刀拿掉腫塊，漢娜在死前會比不開刀還痛苦。」

威爾摟住我的脖子開始啜泣，我的一顆心幾乎在他的痛苦中沒頂。一波波憤怒情緒湧上心頭。上帝讓漢娜死還不夠？非得一併奪走威爾六歲的純眞嗎？

打從嬰兒時代，威爾就比同齡的孩子早熟。但是現在，我多希望他不要知道那麼多。幾個月前，漢娜第一次發病的時候，我給他一本空白本子，鼓勵他畫下自己的心情。有好長一段時間本子是空白的，直到最近才開始和我分享他的畫作。頭幾張大多是受傷或流血的棒球選手和印地安原住民，而且描繪得很精細。復活節前，他畫了一個精緻的十字架，旁邊有個看起來像是戰爭紀念碑的東西，上面覆蓋著國旗，底下則仔細寫上漢娜的名字。

「對不起，威爾，」我好不容易吐出字句：「我也希望可以不要對你說這些，但是我認爲你有權利知道眞相。這樣你就跟我和爸爸一樣，有機會好好珍惜漢娜還在世的時候。」

「太不公平了，」威爾一邊哭泣，一邊對著空中揮舞拳頭。「漢娜那麼想當姊姊……她可以看到小寶寶出生嗎？」

「我不知道，威爾，」我很驚訝他已經想到那麼遠：「我只知道要祈禱她快快好起來。」

「我一直在祈禱，媽，」威爾哭著說道：「如果上帝要讓漢娜死，怎麼能讓我們相信祂？如果祂帶走漢娜，我會恨死祂。」

我點頭，佩服他有勇氣大聲說出來，同時趕快暗自禱告，免得旁生枝節。我的信仰越來越薄弱，但是我也不願意冒險惹火上帝。

「媽，漢娜知道她要死了嗎？」威爾漸漸停止啜泣。

「我不確定，但是我認爲她知道。」我告訴他。

「我不要任何人告訴她，因爲我不希望她害怕。」

「威爾，我很感謝你這片心意，」我說，「但是我想，就算漢娜現在不知道，遲早也會猜出來。要是她問我，我就得老實告訴她：我不希望她明白自己快死了，卻不能跟別人談這件事。」

威爾想了一下。「好吧，那就告訴她，」他總算同意：「可是當妳知道漢娜已經知道的時候，可以告訴我嗎？我希望她也可以跟我談。」

「沒問題。」我抱住他。他不說話。

「媽，爺爺奶奶、外公外婆都還活著，漢娜上了天堂不就誰也不認識？」

「嗯，」我點點頭：「這問題問得好。」我頓了一下。「可是曾祖父母他們在天堂啊，對不對？」

「對，可是漢娜又不認識他們。」

「說得對，」我靈機一動：「我們死掉的小貓巴柏應該在那裡吧？」

威爾雙手托著下巴發呆，過了好一會兒才開口：「巴柏應該在那裡。如果聖經裡面說的是眞的，耶穌也會在天堂。」他的語氣有點懷疑。

「媽，還有妳流掉的小寶寶，」他的雙眼因爲這個念頭而興奮地發亮。「雖然我們沒見過，他們仍然是我們的弟弟妹妹。哇，太酷了！漢娜會比我們先看到他們！」

「謝謝媽咪，我現在好多了。」他張開雙手抱住我。

然後他靜了下來，我等他開口。

「媽咪，我很高興妳告訴我這些事。」他緩緩說道：「妳知道漢娜老是想睡我房間另一張床，可是我每次都拒絕她。從今以後，只要她開口，我一定說『好』。」

□

克勞德、威爾、漢娜與我跟著蘿拉珍，從中間通道走向前排的保留座位。漢娜穿著有紅色和粉紅色小花的復活節新洋裝，搭配白色褲襪和紅色漆皮娃娃鞋。她牽著我的手往前走，難以克制興奮之情，因爲她知道這項儀式是爲她舉辦。威爾穿著剛燙過的襯衫、藍外套、領帶、筆直的卡奇褲，看起來帥氣又莊重。他跟克勞德走在後面。他的小平頭已經留長，雖然還很短，出門前卻在浴室鏡子前花了很多時間分線、打濕再梳齊。

走到座位之後，我轉頭看參加儀式的教友。整個教堂已經坐滿，大部分都是我們認識的人。我們進場的時候，大家安靜下來，表示敬意，也透露出好奇。我很感激大家的關注。漢娜的病已經成了我的生活重心；我很感謝至少在這一刻，這件事也成了眾人的焦點。

漢娜的腫瘤無法開刀的消息震撼了教友們，有許多人問蘿拉珍可以幫什麼忙，因此她想到在教會爲漢娜舉行醫治祈禱。她告訴我和克勞德的時候，一開始我不確定這是不是個好主意。雖然我認爲大家聚在一起，相互扶持是件好事，但是稱爲「醫治」儀式，恐怕會讓人期待落空。對我而言，醫治就表示治療；如果漢娜病逝，我不希望任何人認爲漢娜、蘿拉珍或是他們自己失敗了。

我也很擔心蘿拉珍會給自己太大壓力，甚至質疑上帝。我記得我們在加護病房的對話；當時她懷疑自己到底有多了解上帝，是否眞有能耐擔任牧師。我極不願意她或任何人，利用漢娜來測試自己的信仰是否堅貞。

我心裡十分明白，無論我們怎麼禱告，也救不了漢娜。

然而坐在教堂前排，我還是眞切感受到屋裡每個人對我們的關愛之情。我眞希望自己在這群人當中，不要有那麼強烈的虛僞感。我瞄一下克勞德，他緊握雙拳，閉著雙眼，淚水流下兩頰。我擔心他如果知道我正在想什麼，可能會怪我破壞大局。

而他說不定是對的。克勞德有生以來頭一次每天讀聖經、禱告。我知道如果漢娜可以康復，他就算讓撒旦掏走他的心也在所不惜。與他相較之下，我的信仰顯得空虛又渺小。

風琴手開始演奏，所有人都站起來唱歌。漢娜拉拉我的裙襬。

「媽咪，抱我起來，」她說：「我想看看有哪些人來。」

我把聖歌集靠在鼓起來的肚子與大腿之間，空出雙手抱起漢娜。威爾見狀幫我拿著歌本，我對他微笑表示謝意。

「媽咪，妳看，」漢娜大聲地說悄悄話，越過我的肩膀邊看邊指：「有艾美護士、卡馬拉克醫生、艾德曼醫生、馬可夫醫生、費雪老師、佛席絲老師、潔姬、傑夫、還有他們的爸媽……」

她爲了看個仔細不停扭動身體。蘿拉珍開始布道，但是我很難聽清楚，因爲漢娜還在我耳邊一一道出她認得的人。蘿拉珍開始唸主禱文，漢娜停下來，轉身面對十字架，雙手合十低頭，一字一句淸楚唸出禱文。聽到她祈禱，我感到驕傲又格外放心。如果漢娜眞的會死，她會背主禱文應該也有好處。

現在是小朋友獻唱時間，漢娜與威爾加入其他孩子的行列，站在教堂前鋪地毯的台階上齊聲頌唱〈耶穌愛我〉。威爾驕傲地站在漢娜後面，一副要保護她的模樣般把手放在她的肩膀上。他們兩人讓我引以爲榮；看到這麼多孩子來參加，也讓我很感激；這表示大人並未隱瞞漢娜生病的事，或是避而不談，因爲生病沒什麼好害怕或羞恥的。

瑞克是個個性保守的教友，這會站起來要拿麥克風。我的微笑僵在臉上，體內每個細胞都在大叫「注意，注意！」。瑞克開始說話。

「上帝可以在此時、此地行神蹟。」

這就是我最害怕的。我們的信仰遭到劫持，面臨危險。我深吸一口氣，壓抑心頭上升的恐慌情緒，靜下來聽瑞克說話。

「……愛，」他說：「就是所有療法的根源。」我緩緩吐氣，發現自己的排斥感漸漸消失。

他示意我們走向經壇。漢娜立刻跳下座位，她最喜歡成爲眾人的焦點。威爾緊跟在後面，再來才是克勞德與我。蘿拉珍站起來，把手放在漢娜頭頂，漢娜閉上眼睛。蘿拉珍邀請克勞德、威爾與我一起祈禱漢娜康復。我們四個人將手放在漢娜頭上，瑞克要第二排的人上前。他們圍成圈圈，站在我們四個後面，並且把手放在我們的肩頭。最後整個教會的人都走到教堂前面，圍成一層一層的圓圈。

雖然人人都得面對死亡，卻不是所有人都知道自己被愛。我看到站在圓圈中心的漢娜臉龐閃閃發亮，便明白即使無藥可醫，也還有其他的治療方式。無論漢娜何時死亡，她都知道自己的生命很重要，了解別人是全心全意愛她。我想不出還有哪種治療方式意義更爲深遠。

□

幾天之後，我們收到一個包裹，上面寫著「漢娜・馬泰爾小姐收」。發信地址是科羅拉多州。怪了，我們好像沒有朋友住在那裡。漢娜拆開包裹。

「妳看，媽咪！」她說：「有隻乳牛跳過月亮！」

那是一張漂亮的小被子，手藝非常靈巧。一面是米色底布，襯著淺粉紅色的花朵和青綠色長春藤。另外一面則是綠色、橘色、淺紫色和粉紅色的可愛拼花，周圍繞了一圈綠色、紫色、藍色的乳牛跳過新月的圖案，粉紅色的天空中點綴著白色的星星。有人花了很多時間和心思縫出這條被子，我很想知道對方是誰。

包裹中有個牛皮紙袋，裡面附了一張手寫的便條與一捲錄音帶。我快速瀏覽便條之後，跑到車庫找克勞德。他正在換機油。

「你看，」我屏氣凝神，把東西遞給他。他皺皺眉頭，在毛巾上擦擦手接過便條。我看著他的眼睛先是快速掃描，然後再從頭慢慢讀起。才讀到一半，他就開始流淚。

這張便條是克勞德某個表姊寫的，他已經多年沒見過她。她說當初得知漢娜生病後，就決心爲她縫一條被子。日子一天天過去，她的生活越來越忙碌，心情也隨之沉重起來；她開始認爲自己永遠無法趕在漢娜過世前完成這個工作。上個周日她上教堂作禮拜，儀式結束後，有個她見過的老婦人走過來。

「我知道妳不認識我，」老婦人遞給克勞德的表姊一個包裹：「但是不知道爲什麼，我知道自己應該把這個交給妳。」

老婦人繼續說道：「前些時候我突然覺得應該縫條被子，送給一個小孩子。我只知道這麼多。當我縫被子的時候，我並不知道那個小孩子是誰。我到現在還是不清楚，但是我上個星期來到教堂時，有個直覺告訴我妳知道。」

克勞德的表姊開始哭泣。她告訴老婦人漢娜的事情，以及她一直想送她的被子。

老婦人聽了也開始流淚。由於這件事情很不尋常，克勞德的表姊回家後便用錄音帶錄下所有細節，連同棉被一起寄過來，「免得你轉述這件事的時候，別人不相信你。」

拿著這捲錄音帶，我明白我不必對自己或別人證明什麼。我突然明白常在教堂聽到的一句話：「信就是所望之事的實底，是未見之事的確據。」看到放在漢娜床角的被子，對我而言就已經足夠。

□

漢娜站在前廳的橡木桌旁，捧著一盤餅乾。前一天不知是誰把它放在我們的門廊，而且還熱呼呼的。今天我們正好帶這些餅乾，參加幼稚園的母親節茶會。我拿著攝影機，捕捉這一刻。攝影機就像是我的日記，斷斷續續記錄漢娜過去一年的生活。當漢娜被診斷出罹患癌症，隨即開始發病，促使我拼命拍照，並寫下重要記事。後來，漢娜的病情似乎穩定了好一段時間。被這平靜的表象所惑，我開始以爲時間還多得很。但是我現在不這麼想了。

漢娜擺好餐具，用裙襬擦擦手。

「媽咪，我穿這樣漂不漂亮？」她問。

「很漂亮啊，丫頭。」我說。

她的雙頰泛紅，眼睛發亮。因爲長時間待在戶外，已經給五月的陽光曬黑了。

最近，有好些路人人讚美漢娜的「髮型」，現在還很短，但是已經可以貼在頭上，就像《彼得潘》裡的小精靈。她的高腰洋裝上有小小的紫羅蘭圖案，配上大大的蕾絲領，還附有可以搭配的髮帶。

「妳看我的頭髮、我的蝴蝶結，」她說，「我的洋裝，」撫平裙襬，「還有我的褲襪和紅鞋子。」她像芭蕾舞孃般抬起一隻腳給攝影機拍，然後垂下雙手站直身子默默盯著攝影機，接著伸手拿餅乾。

「快點，媽咪，我們不能遲到。」

我關掉攝影機，跪下來把它收進袋子裡。漢娜過來站在我旁邊，一隻手臂繞過我的脖子。

「媽咪，妳也很漂亮。」她說。

「謝謝你，丫頭。」我抱了她一下。

當天早上我站在衣櫃前考慮穿什麼，發現今天可能是自己最後幾次，以漢娜母親的身分出現在公共場合。想到那些沒有機會參加的儀式和畢業典禮，我決定好好把握這次機會。漢娜坐在我床邊，我套上一件咬牙買下的象牙白與水蜜桃色的絲質孕婦裝，然後仔細化妝，在手腕內側點上香水，戴上淺粉紅色的寬邊帽子。漢娜拍手，倒吸一口氣。

「媽咪，妳穿得好漂亮喔！」她輕聲說。

我聽到克勞德三步併作兩步飛奔上來，因爲上班快遲到了。他探頭進來。

「上班前要親一下我的女孩們。」看到我們精心打扮，他微笑著吹口哨。

漢娜尖叫著跳到地板上。

「爸爸，你上班前先幫我量今天有多高。」她拼命站直，下巴朝天抬得老高。

克勞德大笑著站到她身後，手掌在她的頭頂上方攤平，高度剛好在皮帶扣上面。

「哇，ㄚ頭，」漢娜轉頭去看。「妳今天比我的皮帶扣還高！」

漢娜咯咯笑，開心得手舞足蹈。他們倆幾個禮拜以來天天重複這些動作，卻一點也不嫌煩。漢娜彷彿感覺到克勞德拼命不去想她的死。他們在一起盡玩些傻氣的事，不亦樂乎。

漢娜笑著，克勞德把她抱起來。

「我愛妳，丫頭。」他輕聲說。

「爸爸，我也愛你。」漢娜說。

牽著漢娜的手走向幼稚園，我覺得有這個女兒實在是福氣。我怎麼有辦法放她走？雖然我心中對醫治祈禱的效果感到懷疑，也確定漢娜就要死了，還是忍不住期盼奇蹟出現。我現在明白，希望是信仰本身無可抑制的本質，面對恐懼、疑慮的時候就會自然湧現，而且週而復始，彷彿自有其生命。

□

我準備晚餐時，漢娜在廚房裡繞著圈子跳來跳去。六月初的微風從流理台上的窗戶吹入。湯鍋蓋子鏗鏘作響，蒸氣四溢，飄散出香味。

我開始認爲醫生搞錯了。漢娜毫無病態，最近幾週甚至噴嚏也沒打一個。頭髮至少長了一吋，不再像上個月時平順地貼著頭皮；克勞德說她是「毛茸茸長毛象」。她吃得多，變胖、抽高；睡裙的裙擺已經吊在她的腳踝。漢娜幾天前甚至還參加幼稚園運動會，是唯一穿紅鞋賽跑的小朋友。

這是我幾個月來頭一次覺得生活又有了隱私。雖然我很感謝大家在漢娜生病時候的幫忙，有時卻覺得自己好像是在商店櫥窗中過日子。親朋好友替我做家事，整理櫃子裡的東西，洗我的髒衣服。漢娜進行移植手術期間，克勞德和我不想丟下她一個人住院，便在她病房旁的小浴室站著做愛。

我發現要保留自我的方法之一，就是在別人面前壓抑自己的痛苦。就算我一點也不好，告訴大家我「很好」，讓我感到既內疚又痛快。如果我不粉飾太平，就會覺得自己彷彿是血流不止的巨大傷口。謊言比事實更容易說出口，況且這樣就能讓別人放心。最近我又開始說自己「很好」；不過，我相信自己沒說謊。

我攪一攪鍋中的湯。漢娜突然不再蹦跳，彎下腰來。她咳了一次、兩次、三次，然後站直身子清清喉嚨。我把湯匙擱在爐邊，懷疑地皺起眉頭。窗外有部車在按喇叭，有隻狗在叫，漢娜的亮片芭蕾舞裙在夕陽中閃閃發光。她舉起握緊的拳頭到嘴邊，再次清了一下喉嚨。

「我沒事，媽咪，」她開口道：「只是有口氣咳不出來。」

她的紅鞋喀答踏過地板向我走來，我彎腰抱起她。她在我懷中結實又強壯，我深吸一口她身上混合著櫻桃棒棒糖和嬰兒洗髮精的香甜味道，沈醉不已。湯呢？早就滾得溢出來了。

□

我母親與漢娜一起坐在漢娜房間地板上。放芭比娃娃的箱子整個倒過來，娃娃、衣服、小鞋子散落一地。她們倆正在爲芭比梳妝打扮，因爲芭比要去逛漢娜放在門邊角落的芭比購物商場。漢娜身上還穿著泳衣；我們下午在泳池旁看威爾、外公、班恩舅舅打水仗、比賽跳水。

威爾打從一歲開始，每年七月第一週都會去密西根特拉佛斯城的外公外婆家，那時正好是當地的櫻桃嘉年華會。他今年又要我們讓他去，我也相信讓他去絕對有好處。克勞德與我儘量撥出時間關心他，但是不可否認，我們的焦點多半放在漢娜身上。漢娜的身體以緩慢而穩定的速度逐漸衰弱，越來越常喊累，咳嗽次數也更加頻繁。我肚子裡的胎兒隨時可能出生，所以身體變得很笨重。漢娜與我樂於互相依偎著睡覺，威爾則動個不停。

我舉棋不定，難以抉擇。我不希望威爾錯過寶寶的出生，也希望他與我們一起陪漢娜走完最後一程。醫生無法告訴我們這兩件事何時會發生，我只能相信自己的直覺。後來克勞德與我還是大膽冒了這個險讓威爾出遠門，並請兩邊的父母幫忙。我的父母和哥哥同意從密西根開車來紐澤西接威爾，克勞德的父母則在十天後去接他回來。

漢娜把娃娃放在她面前的地板上，看著我母親。

「外婆，可以答應我一件事嗎？」漢娜問。

「當然，漢娜。」我母親說著，專心幫膝蓋上的芭比穿衣服。

「外婆，我要妳答應我一件事。」漢娜平靜地重複一次。

「好，漢娜，」她說：「我什麼都答應。」

漢娜不語，我母親等著她開口。

「外婆，」漢娜終於說話了：「我要妳答應我，絕對不會忘記我。」

我母親的雙眼充滿淚水。漢娜沒有流淚，目光停留在外婆身上。

「我保證，漢娜，我永遠不會忘記妳。」我母親說道。

□

清晨時分，我因爲陣痛而甦醒，心裡明白今天就要臨盆了。我打給凱蒂護士，她自願在我跟克勞德上醫院生產的時候來陪漢娜。不需要打給威爾，因爲他和爺爺奶奶已經上路，明天就會回到紐澤西。

街道在第一道曙光中顯得很平靜。趁著克勞德搬行李上車，我寫下漢娜的用藥說明。卡馬拉克醫生在四天前開始在處方箋中加上止痛藥泰勒諾（Tylenol）和可待因（codeine）。雖然漢娜每四小時就服用一次，她仍然痛得幾乎無法走路。昨天我們打給漢娜安寧病房的護士派蒂。她答應今晚來我們家，教我們如何使用嗎啡。我現在只能希望寶寶快點落地，趕得上今天傍晚回來。

凱蒂剛到，漢娜就醒來了。我親她一下，她爬上凱蒂膝頭。

「寶寶一出生就趕快打給我。」漢娜說。

經過五個小時的陣痛，全身濕答答的瑪格莉特終於哭泣著呱呱落地。她是個漂亮的女嬰，將近八磅，頭髮濃密，雙腿健壯，有胖嘟嘟的臉頰，和玫瑰花蕾般的嘴唇。克勞德用衣袖揩揩眼睛，傻笑個不停。我抱著小女兒，貼著她滑嫩的皮膚，感到別無所求。

護士幫瑪格莉特擦身體、穿衣服，克勞德連忙打電話給漢娜。

「漢娜，恭喜妳當姊姊了，」克勞德說：「寶寶叫做瑪格莉特。」

「太好了！」漢娜說：「是個女生，和布萊兒蘿絲一樣。告訴瑪格莉特，我跟凱蒂護士馬上就過去看她。」

「不要，漢娜，」克勞德阻止她：「妳們不必來，醫生說媽媽和瑪格莉特狀況很好，今天就可以回家。妳跟凱蒂在家裡等，我們會儘快回去。」

一小時後，克勞德在醫院嬰兒房看著護士幫瑪格莉特洗澡、量體重，聽到有人拼命敲窗子。他回頭看到漢娜在凱蒂懷中，笑著揮手，身上別著「我當姊姊了！」

的大別針。

「我一直說不必來醫院，但是她堅持要來，」凱蒂說：「漢娜說她跟威爾上過『如何當哥哥姊姊』的課，知道姊姊最重要的任務之一，就是到醫院看寶寶。」

「她不痛嗎？」克勞德問。

「她要我帶著藥『以防萬一』。」凱蒂說。

「喔，對了，」凱蒂說：「威爾跟爺爺奶奶打了電話，他們提早一天離開密西根，今天下午就會回到家。」

我等著院方簽發出院許可，克勞德先回家等候威爾和他爸媽。漢娜要求留在醫院，她吃了止痛藥，睡在我跟瑪格莉特身邊。

攬著兩個女兒，我真不敢相信自己有多幸運。我知道事態的發展並不必然如此順遂，而我在憂慮中並非孤軍奮戰。我剛開始宣布懷孕的消息時，有些人瞪大眼睛，毫不客氣地批評：「你們一定是瘋了！到底在想什麼啊？」

醫生表示漢娜只有三個月可活，我馬上算出寶寶的預產期，就是漢娜將死之時。這種情況看來十分不可思議；然而克勞德與我並非用理智來計畫懷孕，而是靠感性決定。我只能信任掌管一切的上帝，會想辦法帶領我們走過。

聽著左右兩邊的女兒均勻的呼吸聲，我明白唯有最了不起的天恩才能作出這樣巧妙的安排：我的兩個女兒都在世上，而且威爾就要回家了。

□

我坐在臥室的搖椅上餵瑪格莉特喝奶，她出生剛滿一週。威爾坐在地板上看著窗外，腳邊攤著一本恐龍圖畫書。漢娜半坐半躺在床上，背後靠著一堆枕頭，身上蓋著她的粉紅色毯子。她閉著眼睛，但是我知道她沒有睡著。

她在幾天前宣布：「我好痛，我要睡在有妳跟爸爸味道的床上。」

她的腫瘤快速腫脹，大到開始壓迫她的肋骨與脊髓。雖然一天二十四小時都施打定量的嗎啡止痛，她仍然痛得無法走路，必須要人抱著。除了偶爾要求上廁所之外，她似乎不太喜歡移動。

我很沮喪自己幫不上漢娜，也很需要相關資料，漢娜與我們準備面對她的死。派蒂把手邊所有的資訊都給我了，然而她任職的安寧病房鮮少接觸到兒童案例。家附近的另一所安寧醫療中心也沒有相關經驗。醫院裡提供許多書籍、錄影帶甚至課程指導漢娜迎接瑪格莉特的出生，但是當我需要讓她學習面對死亡的時候，那些專家都上哪去了？

我開始張羅漢娜可能會想要的東西，這張古董搖椅就是其中之一，以前漢娜最喜歡窩在這裡看書。我要克勞德把它搬到樓上，以爲這就是我們度過她餘生最好的所在。我錯了。「坐起來好痛。」看來，我得放棄抱著漢娜，平靜地搖著她直到她死去的念頭。

威爾抬頭問道：「媽，身體要過多久才會只剩下骨頭？」

漢娜聽到威爾的問題，張開眼睛。死亡是她最近最感興趣的話題之一。

別鬧了，我心想。我絕對贊成說實話，坦然面對恐懼；但是可沒準備談這種事情。

「我不曉得，威爾。」我覺得自己並不想知道。

他噘嘴皺眉，繼續思索肉體腐敗的速度。漢娜自有其見解。

「你知道的，」她的眼睛閃過一抹惡作劇的神情：「人們可以埋葬你的身體，卻不能埋葬你的靈魂！」

她露齒微笑，威爾也看著她笑。

「太好了，漢娜。」

「媽，妳說呢?就算我們的身體被埋葬，靈魂也會上天堂嗎？」他轉頭看我。

我早就等他們問我這個問題了，甚至還想過是不是該由我主動提起。他們兩個自己能想到這步，很讓我欣慰。

我的思緒飛快飄到我的話語之前：「我認爲，當我們的身體太衰老或是病得太重，沒辦法繼續活下去就會死亡，然後靈魂就自由了。」

「媽咪，身體死掉之後，靈魂會怎麼樣?」威爾問。

「我不是很確定，」我承認：「有些人認爲身體死亡之後，靈魂就上天堂。我相信這個說法。」

「我也是。」漢娜說。

威爾想知道得更多。「我知道聖經這麼說，還有其他說法嗎？」他問。

「這個嘛，」我回答：「我看過有些書描寫『臨死的體驗』。有時候人們在大手術或車禍意外當中暫時失去生命跡象，後來又被救活。有這種經驗的人說，死亡就像走過一條長隧道，隧道盡頭有光線，他們不由自主走向那個充滿愛的地方。但並不是所有人都相信這個說法，我想我們只能等到自己親身經歷的時候，才知道是不是這樣。」

我繼續說道：「毛毛蟲先是躲在蛹裡面，最後才羽化成蝴蝶，破蛹而出。而寄居蟹待在貝殼裡，等到身體太大住不下才搬家。我想，死亡就是類似這樣的過程。」

「我要當蝴蝶。」漢娜說。問題解決了，她躺回枕頭閉上眼睛。

□

漢娜躺在床上睡著了，雙腿的長度快要超過粉紅毯子。她只穿了一件棉質內褲。

「衣服太刺了。」她之前說過。

漢娜一隻手攬著身旁的瑪格莉特，小妹妹身上裹著粉紅色絨毛睡衣。窗上的冷氣機發出嗡嗡聲；儘管七月底的太陽烤得屋頂熱烘烘，房裡還是涼颼颼。漢娜病得愈重，就愈怕熱。

我坐在搖椅上，隨著嗎啡點滴的滴答聲搖晃著。漢娜的腫瘤日漸增大，她要求的嗎啡劑量隨之增多。我很感激藥物可以減輕漢娜的痛苦，但是嗎啡越有效，就越容易否認漢娜已經瀕臨病亡的事實。這幾天以來，我一直幻想她可能會清醒過來，要求穿漂亮衣服，提議大家上餐廳吃飯。克勞德似乎更認不清現實；每次卡馬拉克醫生提高劑量，他便質疑其必要性，說他擔心女兒會上癮。沒有人忍心告訴他，垂死之人不可能上癮。

我繼續前後搖晃。梳妝台上一疊《與死者和垂死之人共同生活》、《沉浸在光之中》、《如何在親人過世之後繼續生活》等書都乏人問津。就像漢娜先前說要吃的乳酪一樣，因爲她後來不想吃，乳酪已經變得乾巴巴。她要我把聖誕洋裝掛在她看得到的窗簾桿子上，就連這件洋裝似乎也在屏息等待。

我閉上眼睛；因爲嚴重缺乏睡眠，眼皮又重又熱。我感覺到漢娜正在看我，我緩緩睜開眼睛，她向我張開雙臂。

「媽咪，抱我到我的房間。」

我完全醒過來。這幾天以來，她第一次要求到廁所以外的地方。或許這就是所有事物都在等待的一刻，漢娜對生命又有了興趣。我輕輕把雙手放到她乾瘦的臀部和背部下，抱她離開床榻。我把動作放慢，讓她的身體逐漸適應。我幾乎可以聽到，她的內臟因爲腫瘤移動而痛苦呻吟。漢娜瘦弱的手臂纏住我的脖子，雙腿夾緊我的臀部，力量之大令我吃驚。她的頭靠在我的肩膀上，我大口吸進她的氣味，用臉頰摩擦她的「毛茸茸長毛象」頭髮。房間裡這麼冷，她的身體卻因爲高燒而暖和得不自然。她的胸膛靠著我的身體起起伏伏，我可以感覺到兩人的心跳——我的沉緩，她的輕快。

我從床上抱起她的時候，試著想像她坐在房間地板上，四周放著洋娃娃和美麗的衣裳；我明白這個畫面就跟畫布上未乾的畫一樣脆弱。我調整漢娜放在我臂上的雙腿，她縮了一下，剛剛那個念頭立刻滑落我的腦海。我抱她下樓梯的時候，很小心不要晃動到她。走到她房間門邊，漢娜伸手抓住門框。

「不要放我下來，也不要進去，」她說：「我只是想看看。」

我揹著她站在門口，看著灰塵在傍晚的陽光中飛舞。床上鋪著粉紅色毯子和乳牛跳過月亮的被子，兩條都疊放得整整齊齊，一點綯褶也沒有。架子頂端的洋娃娃和絨毛動物呆滯地望著前方，幼稚園遠足帶回來的兩個貝殼在梳妝台上互相依偎，將近一年前的三歲生日派對做的魔杖躺在地板中央。我多想在空中揮一下魔杖，讓一切恢復正常。

我知道她正在道別，但是我還沒準備好。這個放著芭比娃娃、紅色皮鞋的甜滋滋粉紅色房間，就是漢娜的象徵。萬一眞的要向這一切說再見，她還有哪個部分可以留下來？

漢娜放開門框，雙手抱住我的脖子，臉埋在我的肩窩。

「我們回去吧。」她說。

我儘可能放慢腳步走上階梯，細細品味她緊貼在我身上的感覺。在將她放回枕頭與毯子堆成的小窩之前，我默默站著，不自主地左右晃動，彷彿失神一般。我不想放開她，我想永遠停留在這一刻。

我想起她的房間，想起她很可能再也看不到自己的房間，這整件事情又是多麼難以置信。我不知道這個房間是不是永遠等著她回來，是不是永遠屬於她，會不會忘記她。我對自己也有同樣的疑慮：我能不能接受她再也回不來的事實，我能否永遠感覺自己是她的母親，我會不會忘記她。

□

早上，我抱著瑪格莉特坐在床邊。克勞德已經出門上班，威爾坐在地上吃麥片看電視。

漢娜在床上動了一下，慢慢坐起來。我回頭看她，她的皮膚幾乎變成半透明。她一週以來所吃的固體食物不超過一、兩口。儘管她越來越瘦，腫瘤卻越來越大。她身體左側已經腫得不成比例，覆蓋在肋骨上的皮膚因爲眾多血管的匯聚而成爲深紫色；而血管之所以積聚在那裡，是爲了滿足癌症對血液無止盡的索求。有時候她會要我摩擦她身側。當我慈愛地用冰涼手掌撫過她發熱、麻木的肌膚，實在不願意想到其實我正在輕撫她的腫瘤。漢娜現在已經跟腫瘤和平共處；她小心、恭敬地伺候它，調整身體位置好讓腫瘤舒服躺在軟墊上。我才不甘願，我希望腫瘤滾蛋。

漢娜看著我，皺了一下眉然後微笑起來。

「媽咪，」她平靜地說：「妳知道就算上了天堂，我還是會回來嗎？」

我回答之前頓了一下。我想告訴她眞相，問題是我也不知道眞相是什麼。我在書上看過，六歲以下的孩童往往會想像，死亡只是短暫的離開，以爲他們深愛的人在葬禮之後就會回來。我不知道漢娜是不是也這麼想。

我深呼吸。漢娜露齒微笑，頭歪向一邊。我端詳她的臉孔；她的表情輕鬆、期待、無憂無慮。我覺得她似乎知道我在想什麼，看我左右爲難覺得很有意思。我閉上眼睛，簡直無法相信自己在眼皮後面所看到的景象：漢娜在黑暗中，容光煥發地笑著揮手。我笑了，眼睛捨不得張開。

我頓時明白，無論發生任何事情，一部分的漢娜永遠會陪伴著我，永遠不會死去。這不是信仰，也不是希望，而是超乎理智的領悟，是我所體驗過最沉靜、深遠的信心。

我張開眼睛，呼出一直憋在心裡的那口氣。

「知道，漢娜，我知道。」我說。

漢娜靠回枕頭，微笑著閉上眼睛。

信心不是相信，而是放下所有信念。信心不是祈求事情將來有所轉變，而是來者不拒的平靜心情。信心是心甘情願相信，事情就是如此。

4

同情

從與眾不同到歸屬感

……他們不得不成為天使……

唯一的任務就是照耀人間；

儘管那一瞬間的光芒如此刺眼。

——珍・賀胥斐

□

漢娜越來越少開口；從她嘴裡吐出的每一個字都像是生前的最後一句話。

「媽咪，威爾呢？」她的聲音十分微弱。

威爾翻身坐起來，他一直躺在地上看電視影片，音量小到幾乎是無聲。

「我在這裡，漢娜。」他關掉電視，溫柔地說。

漢娜的頭轉到剛好可以看到威爾的角度，他們默默注視著對方。

「威爾，」漢娜問：「你知道我已經病到不能玩了嗎？」

我不敢說話，不敢呼吸，不知道威爾會怎麼回答。

「我知道，漢娜，」他平靜地說：「妳會因此難過嗎？」

漢娜仍舊盯著他看，停頓了一會。

「不會。」她搖頭。

他們倆轉頭看我。我可以感受到他們的目光掠過我沒夾整齊的頭髮、爬上皺紋的額頭、厚重的眼皮、蒼白的皮膚。我知道我看起來很疲倦，但是我其實沒有那麼累。看到他們如此輕易踏入人與人之間所能分享的最親密時刻，我感到佩服又羞愧。這兩個孩子在那一瞬間使我明白，坦白說、眞誠過的意義何在。

□

我知道她是一番好意，她根本不可能猜到。

那位打扮入時的中年婦人在某個週日下午，跟我們一起走進百貨公司的電梯。她親切地對我笑著，瞄了一眼我懷中的瑪格莉特。可惜事情並非表面所見。

她眨眨眼轉頭看威爾，威爾正在好奇地打量她。

「你一定是大哥哥，」她自作聰明地說：「生出這麼漂亮的兩個孩子，你媽媽眞是福氣。」

「我家裡還有一個妹妹，」威爾得意地說：「她叫做漢娜。」

「喔，」婦人和藹地說：「她怎麼沒一起出來逛街？」

我就知道她會問，心想我急需一本禮貌手冊。威爾毫不遲疑，立刻接腔。

「她跟我爸爸待在家裡，因爲她快要死了，」然後補充說明道：「我們來買衣服給小妹妹瑪格莉特，讓她參加漢娜的葬禮時穿。」

婦人轉頭看我，臉色比原本的妝容還要蒼白兩倍。我爲她難過，盡可能對她同情地微笑。她並沒有因此打退堂鼓，挑挑眉之後堆出一個愉快的微笑。

「這個嘛，」她大聲說：「妳一定很感謝老天賜給妳的孩子。」

威爾搶著回答：「那當然，」他加重語氣：「我媽流產過四次了耶！」

婦人似乎快吐了，轉身按二樓的按鈕。門打開時，她衝過一群等著進電梯的人，匆匆消失在走道上。

「媽，她人眞好，對不對？」威爾握住我的手。

「是啊，」我說：「但是她聽到我流產，又知道漢娜快死了，不知道會不會受不了。」

「可能會，」威爾聳聳肩。「誰叫她要問。」

□

我非去廁所不可，卻又不敢離開。大家都很清楚漢娜就快死了，但是沒有人可以告訴我確切時間。

爲安寧病房護士派蒂保留的房間裡，角落的一盞小燈還亮著；她已經來過又走了。她每天凌晨兩點來探視漢娜，那時我一定醒著。我們小聲交談，免得吵醒克勞德和孩子。如今我們一家人睡在同一個房間：威爾與克勞德在地板上鋪睡袋，漢娜、瑪格莉特和我睡床上。

今天稍早我又問派蒂同一個問題：「還可以撐多久？」她給我的答案也與往常一樣：「隨時都有可能走。」

我怪自己爲何先前不去廁所。我聽說過有些孩子與死神拉鋸好幾天，卻選擇在落單時候死去。如果我現在去上廁所，漢娜卻在此時過世，難道我要告訴別人，女兒不是平靜死在我懷中，而是在我蹲馬桶的時候過世嗎？我決定再忍一會。

我看著漢娜呼吸，想像每一次呼吸都可能是最後一口氣。她的每口氣之間出現不規律又冗長的停頓——削瘦、半透明的皮膚、沒有呼吸——看起來就像死了一般。我提醒自己。她死了就沒有痛苦了。我開始告訴自己，即使漢娜死了也不算太糟；我可以接受她保持這種沒有呼吸、不會痛苦的半透明狀態。

我越來越想上廁所，也很愧疚自己竟然想像漢娜死了。漢娜的身體掙扎著呼吸的時候，我的身體竟然還想到要上廁所？我躺在她身邊，祈禱她停止呼吸，然後又祈禱她繼續呼吸。我覺得上帝似乎等我拿定主意，然而我實在無法作決定。

現在我非去不可了。每分鐘我都告訴自己：「要是妳兩分鐘前去，現在早就回來了，她也還活著。」

我再也撐不下去，起身飛奔到廁所，罪惡感和解放的快感傾洩而出。

我回到漢娜身邊，她還有呼吸。感激之情湧上心頭，然後是一陣心痛——我怎麼可以祈求她用這種痛苦的方式多活一刻鐘?傷心、愧疚、挫敗的感覺席捲而來，使我忍不住啜泣。我把臉埋在枕頭裡，深怕吵醒任何人。漢娜呻吟了一下，我哭得更厲害，從未感到如此害怕、孤單。

突然，一陣溫馨的感覺傳遍全身;我抬起頭，十分確定這種意外的寧靜表示漢娜已經離去——但我錯了，她還有呼吸。我閉上眼睛，那股暖意還在。於是我明白自己並非全然孤單，而且無論發生任何事情，都由不得我。我唯一可以做的事情就是陪伴漢娜，其他事情都由上帝決定。

□

我抱漢娜離開馬桶，兩隻手掌輕輕張大托住她的臀部，好讓她身體的重量平均分配在我的手上。她縮了一下。

「對不起，漢娜。」我說。她點頭不語。

漢娜生病期間，就連進行骨髓移植手術的時候，她都拒絕穿尿布。

「小嬰兒才包尿布。」她說。

派蒂幾天前建議我，可能得用尿布了。

「我不要尿布。」漢娜不等我搭腔就先聲明。

「導尿管呢？」派蒂問。

漢娜靠向派蒂，直視她的眼睛。

「我不要尿布也不要管子，永遠都不要。妳一定要答應我。」她說。

我抱著漢娜站了起來，可以感覺到她的心臟貼著我的胸膛快速跳動。我小心不讓她細瘦的腿碰到門框。漢娜探過我的肩膀要照鏡子，我往鏡子移近了點。漢娜已經好幾個星期沒有看過自己了。我們兩個默默地看著鏡中的她，眼前所見似乎讓她很驚訝，卻沒嚇壞她。她把頭歪向一邊，有點疑惑，甚至覺得好玩。我無法移開目光，彷彿我也是頭一次見到她。她的金髮枯乾，到處亂長；皮膚蒼白到幾乎是青色，右臉瘦到皮包骨，左臉凹陷下去。

我們的目光在鏡中交集，她注視我的眼神一如將近十一個月前吹生日蛋糕上的蠟燭時。此時我明白，懷中這個脆弱、生病的孩子不是漢娜的全部；在這片寂靜中，我雖然看不到卻能領會到，有一部分的她已經超脫了病痛的折磨。

□

屋裡安靜無聲，散發出結冰的味道，我一邊寫著日記，一邊觀察漢娜的呼吸。儘管克勞德抱她上樓跟我們睡還不到三週，她似乎已經與死神奮戰一輩子了。我瞄了一眼時鐘，下午兩點。威爾到朋友家玩，瑪格莉特在床角睡著了。因爲太多個夜晚無法成眠，我累得閉上眼睛，頭靠在椅背上前後搖。

漢娜突然呻吟了一下，我立刻張開眼睛，她把手伸向我。我跳起來檢查嗎啡點滴和導管。

「會痛嗎，寶貝？」我撫摸她的頭：「要不要給妳更多嗎啡？」

漢娜點頭，仍然呻吟著，把身子挪向我。我按下加強劑量的鈕，開始感到害怕。雖然卡馬拉克醫生昨天來過之後，她的狀況似乎穩定許多，不過現在顯然出了什麼問題。我不知道該怎麼辦，於是把她抱起來，讓她坐在床緣，把整個身子靠在我的大腿上，又在我的手臂上放了一個軟枕頭讓她躺著，拉過粉紅毯子蓋住她。漢娜不再呻吟，呼吸卻急促又微弱，雙眼看著我。我拿起電話打到克勞德公司。

「你最好立刻回家。」我說。

克勞德嘆氣，聽起來有點惱火。我不是第一次打這類電話，活像是搞不清楚何時才是眞正陣痛的孕婦。

「好吧，我收拾一下就趕回去。」他說。

我又打了兩通電話，一通給派蒂，另一通給好友凱特。凱特在過去這一年幾乎幫我做了所有的事：做飯、看孩子、找管家，洗衣服、除草等等。我掛斷電話幾分鐘之後，聽到她跑上樓梯。她打開門看到漢娜躺在我腿上，便開始哭泣。

「是時候了嗎？」她輕聲問道。

「我不知道。」我說。

「我們去樓下等。」凱特抱起瑪格莉特。

「可不可以再幫個忙？」凱特點頭。

「威爾在莉莉家跟菲利浦玩，請妳打電話給莉莉，麻煩她送威爾回來。他回來之後，叫他立刻上樓。」

凱特離開房間，隨手帶上門。漢娜看著我，呼吸越來越吃力而不規律。我開始哭泣，因爲絕望而輕聲祈禱唱歌。我離開孩提時代以後就沒再讀過的讚美詩、主禱文，和聖經詩篇二十三篇❶，此時都湧上心頭。

派蒂打開門走進來。我們四目交接，兩人都沒開口。她跪在我面前的地板上，輕輕地檢查漢娜，漢娜的身體斷斷續續扭動著。然後派蒂抬起頭，眼眶充滿淚水，

❶聖經詩篇二十三篇：「我雖然行過死蔭的幽谷，也不怕遭害，因爲你與我同在，你的杖你的竿都安慰我。」

我便明白了。她通知卡馬拉克醫生，平靜地解釋狀況。一陣猶疑的敲門聲之後，威爾走進房間。他看看躺在我腿上的漢娜，再看看我。

「就是現在了嗎，媽咪？」他問。

「對，威爾。」我說。

威爾蹲下來，撫摸漢娜的頭髮，親吻她的頭頂。

「我愛妳，漢娜。」他說。漢娜的眼睛轉向他，兩個人對看了一會。

「媽，我要到樓下等，漢娜一死就來叫我，好嗎？」威爾回頭看我。

我點頭，他又親了漢娜一下。

「別忘了，漢娜，我愛妳。」他說完，轉身離開房間。

克勞德的車子開上自家車道。我聽到他砰砰奔上樓，推開門。

「情況怎麼樣？」他問拿著嗎啡點滴坐在地板上的派蒂。

「漢娜快死了，」我的語調出奇平靜：「她在等你，你告訴她可以放心走了。」

克勞德跪下來，發出低沉的哀嚎聲，身體因爲啜泣而抖動著。他抬起頭親吻她。

「丫頭，妳該上路了，」他說：「不用擔心我們。我們愛妳，我們會好好的。」

儘管漢娜的身體繼續掙扎了二十分鐘，某一部分的她已經自由了。然後，前一刻她還有氣，下一刻已經停止呼吸。我不敢相信一切來得如此意外；我看著她的眼睛，只有一片湛藍。房間裡充滿一種幾乎可以碰觸到的寂靜，我們每個人都給裹在這片厚重、純白的祥和之中。

□

我轉頭剛好看到威爾走進來。他的目光掃過躺在床上的漢娜，然後抬頭看著天花板。

「嗨，漢娜，」他說：「我知道妳在這裡，我很高興妳不會再痛了。」

他坐在床緣，挨著漢娜的屍體。

「我可以碰一下嗎，媽咪？」他問。

「當然。」我說。

我看著他慢慢撫過她的手臂，然後撫摸她的頭髮、雙手。

「要到什麼時候才會覺得她死了？」威爾問。

「不知道，」我說：「大概就快了吧。」

他站起身，看著天花板。

「嘿，漢娜，我要去吃披薩，」他說：「等一下再回來看妳，看看到時候妳是不是比較像死掉了。」

□

一小群親友來參加漢娜的葬禮。陽光十分耀眼，又是晴朗炎熱的一天。威爾與堂、表兄弟姊妹們互相推擠笑鬧，等待葬禮結束。這些孩子前一天才剛看過棺材中的漢娜；在威爾的慫恿下，有些人還撫摸或輕戳漢娜的屍體。那時大人們不以爲然地看著，現在則試圖平息墳墓旁的喧鬧。

克勞德與我決定爲漢娜土葬。我希望以後可以到她的墳墓邊，知道我握過的小手，我愛過的軀體都在那裡，就算埋在地下也無所謂。克勞德、威爾與我看過幾個墓園，我們都喜歡比較小而安靜的地方。克勞德喜歡某個位在松樹林中的地點，不過最後我們依照威爾的意思，選定了一塊位於小池塘與漂亮的涼亭之間的墓地。

「以後我來看漢娜的時候，我的孩子就有地方玩。」威爾說。

我把懷中的瑪格莉特貼緊胸膛，瞄了一眼蘿拉珍，她正在低頭禱告。她穿著白色長袍，看起來很正式。儘管天氣溼熱，她的頭髮仍舊剛硬不馴。站在漢娜即將下葬的大洞邊緣，我強自振作。克勞德，威爾、瑪格莉特與我在葬禮前，到殯儀館見漢娜最後一面。我讓漢娜穿著聖誕洋裝和紅鞋，但是我決定留下她的粉紅色毯子；我相信她一定可以諒解。威爾現在都抱著這條毯子睡覺。威爾要求讓他蓋棺；蓋上棺木之前，他在漢娜頭下墊了一個他自己的枕頭，還在她手中塞了一條復活節十字架串珠。

「再見，漢娜，我們會想念妳。」他說。

我注意到墓園經理汪妲站起身子。當初我們與她討論下葬事宜的時候，克勞德特別強調埋葬漢娜的時候絕對不能搞錯。他要確定我們開車離開之後，漢娜的屍體確實留在我們選定的地方。汪妲想了一會後建議道，既然我們不可能親手埋葬漢娜，解決克勞德顧慮的最好方法，就是漢娜的棺木移放到墓穴之後，讓我們親眼見證填穴的過程。我們同意了。

我想汪妲事前一定說過，但是我沒想到這道手續需要動用到怪手。

「阿門。」蘿拉珍說。汪妲清了一下喉嚨，走到前面。

「克勞德與瑪莉亞要求見證墓穴封閉，」她說：「我們需要一點空間，請各位後退十呎左右……」

震耳欲聾的引擎聲掩蓋了她的話。怪手的鏟子以鐵鍊吊著巨大的水泥棺蓋，從樹林之外軋軋作響地向我們開過來。孩子們開始尖叫、繞著圈圈跑，大人則踉踉蹌蹌地讓路。

怪手繼續開過來。兩名工作人員將漢娜的棺木移放到墓穴中；如今站在小丘半山腰的大人不知道是該充滿敬意地繼續看，還是禮貌性地別開頭。孩子們湊上前去，看著怪手司機第一次就能專業地把水泥蓋放對地方，他們互相擊掌，拍手叫好。

克勞德與我相視而笑，剛好給蘿拉珍看到。漢娜向來勇於改寫規則，連葬禮也符合她的精神。我相信當怪手完成任務時，她在地下也會咯咯笑。

□

我和瑪格莉特一起躺在沙發上。深秋的陽光穿透彩繪玻璃窗，灑落到我的腿上。瑪格莉特喝奶的時候，我疲倦地打起盹來，等她喝完，我把手指放到她的嘴唇中間，她便停止吸吮我的奶頭，一道溫熱的母奶流過她的臉頰。她動動身子，然後用鼻頭摩蹭著我。深深吸入她香甜的體味，我喜極而泣。我滿心疼愛這個小寶寶。我們毫不費力地讓她進入我們的生活，進入我的心中；然而，我還來不及品味與瑪格莉特共處的時光，我的悲痛就吞沒了與她相處的這些日子，爲此我感到十分憂傷。

克勞德和威爾出門上班上課。空空蕩蕩的屋子裡看起來、聞起來都像是博物館。最近我做什麼都提不起勁來；我覺得很累，無窮無盡的疲累，甚至連思考的力氣都沒有。有時我的思緒就像一群野狗，繞著圈子互相追逐。其餘時候，一整天都過了，我一件事情也沒想。我們一家四口仍然在樓上同一個房間吃飯、睡覺，就像得到自由卻拒絕離開牢房的犯人。在那裡，床榻間仍有漢娜的味道，日子似乎就比較容易過，也比較接近她。

漢娜死後頭幾週，我的日子過得痲木卻極有效率。我回電話，寫謝卡，把每天收到的花插到花瓶裡。起初，我們的前門不斷湧入訪客和信函。隨著騷動漸漸平息，我開始整理清掃。從房子最上層一路下來，每個房間都仔細擦拭、清洗、吸塵——除了漢娜的房間以外。然後，我列了一長串待辦事項和該拜訪的人。只是，我的計畫寫了等於沒寫。

我彷彿被放到一缸緩緩乾涸的混凝土中，漸漸動彈不得，如今更因爲傷痛，幾乎徹底癱軟無力。

□

我在作夢，卻覺得自己醒著，周圍的事物比夜晚更黑更深沉。我沒有眼睛可以張開。

漢娜就在我身邊，我感覺到她身體的重量壓在我的大腿上，她頭頂柔軟的頭髮拂著我的下巴。她靠著我，也可能是我靠著她。我靜靜抱著她，呼吸她的氣息。

我張開眼睛，幾乎看不清房裡家具的輪廓。我剛剛是醒著還是睡著？我不確定。我可以感受到漢娜就在附近，彷彿只是暫時離開。

我閉上雙眼，知道她來過這裡，貪婪地希望她再回來。

□

聽引擎聲就知道，眼前開過來的車子速度很快。我站在人行道邊，冷靜地在腦海中沙盤推演。我要在毫不知情的駕駛人踩下煞車前，衝向他的車子。

漢娜已經過世三個月，我的生活徹底失控；失去她的痛苦超乎我所能承受。我覺得自己彷彿給捲入不斷向下的死亡漩渦，永遠無法揮別悲痛。我以爲當時用了一年的時間準備面對漢娜的死，現在應該可以控制一切。隨著日子過去，我的心情並未好轉，反而越來越糟。我覺得自己是個失敗者。

我的理智拼命說服我，我有許多必須活下去的理由，只是它們被我的痛苦所掩蓋。我覺得自己脫離了軀體，脫離一切。儘管擁有兩個深愛的子女，儘管克勞德與我情分深厚，漢娜死後，生活卻如此空虛、沒有意義。當初準備面對漢娜的死亡時的無助感，如今又襲上心頭。

一部白色轎車開上小丘呼嘯而過，揚起一陣灰塵。我閉上眼睛別過頭去。我的身體開始發抖，從人行道邊往後退，最後癱倒在草地上。

我不知該何去何從。我這輩子只要碰到問題，一定全力控制情勢發展。我會仔細研究問題，列出清單，謹愼計畫如何因應。我應付問題的方法，就是在一片混亂當中找出有益之處，藉此理出頭緒。如今漢娜的死彷佛瓦解了我的心智，我再也無法清楚思考，注意力短到根本無法看書。既然沒有漢娜的生活過得如此茫然無緒，加以規畫或找出好處，似乎也令人生厭。

我不明白我們一家爲何雀屛中選，得承擔這些苦痛。一看到跟漢娜年紀相當的孩子，我的心頭就一陣緊縮。我覺得被生命所欺騙；痛恨別人可以活下來，漢娜卻死了。儘管我知道漢娜的死不能怪罪任何人，也對自己的想法深感羞愧。

蜷縮在草堆中，我任憑眼淚和挫折感汩汩湧出。然後我慢慢坐起來，用毛衣袖子擦臉，深深吸一口氣。微寒的秋風鑽進肺部，充塞我的胸膛，這才使我感受到蕭瑟的秋意。我屏息片刻，然後才徐徐吐氣。我已經失魂落魄許久，如今魂魄歸位的感覺眞好。我暫時忘卻所有思緒，專心呼吸。我再次吸氣——這次更慢；頓了一下再從齒間呼氣。吸氣，這次從嘴巴，再快速從鼻子呼出。我細細回味呼吸時胸膛飽滿的感覺，驚奇地發現生機傳遍全身。

我發現，自己的身體正在告訴我，我並不是眞正想死。我繼續呼吸，慢慢放鬆，體會到我不需要緊緊操控生活中的一切，否認自己的感受，或是試圖振作起來。只要在每一個當下做自己，站定腳，其餘的就交給生命。

□

這是個濕冷的夜晚，我卻拼命想逃出這個家。再過一週就是我們結婚十四週年紀念日，我與克勞德卻處於冷戰之中。克勞德想親熱，我拒絕了。幾週以來，無聲的憤怒填滿了我們之間的空隙。數年來，這種不斷上演的求歡、回絕、憤怒、挫折的戲碼，造成我們婚姻中的痛苦與緊張。以前只覺得是一連串的小衝突，如今彷彿生死之爭。

我越來越無法接受克勞德對我身為他妻子的要求，儘管我明白這些要求其實是我們兩人共同的期望。結婚初期，是我先認定，我得當個完美無缺的妻子，婚姻才能維持下去。我全心全意致力於滿足克勞德，儘管我對他的過度依賴漸感不滿。另一方面，其實我很享受這種感覺，我愈覺得自己不可或缺，就愈認為自己值得疼愛。如今跨入婚姻已經十四個年頭，克勞德與我都認為「好太太」就表示親手做便當、家裡收拾得整齊清潔、孩子帶得乖巧懂事、在床笫間有求必應。

照顧克勞德與其他人大半輩子之後，我體內有隻饑餓的熊漸漸覺醒；非得爲自己做點什麼的一股決心笨拙地穿越靈魂中的黑暗山洞，小心地打探光源。我多數的時間都被悲傷情緒淹沒，要是有一時片刻不覺得快要窒息，就顯得彌足珍貴。我要更謹愼地利用時間，誠實面對自己的需要，只做對自己有意義的事情。

我在此時突然改變「優先順序」，對我們的婚姻而言，實在是最差的時機。漢娜死後，我們兩人攀住海面的浮木，拚命要重拾過去的生活。漢娜和病魔奮鬥期間，我們認識的每個人，包括漢娜的醫生、護士、社工師都很欽佩我和克勞德能攜手度過難關。然而我們之間一直存在的鴻溝，現在似乎越來越深。

我堅信一定要讓自己的生命更有意義，也下定決心改善夫妻關係。我認爲自己沒有他一定撐不下去。我知道統計數字不太樂觀——書上說有子女死亡的夫妻，七成以上會在五年內離婚——我不希望我們也成爲其中之一。儘管我們有許多問題，克勞德仍然是漢娜的父親；是世上唯一明白我有多失落，且跟我一樣悲傷的人。爲了拯救我們的婚姻，我願意盡一切努力；因爲獨自一人懷念漢娜絕非我所能承受。

低頭走進十二月夜晚的滂沱大雨，我在住家附近遊蕩。看著別人家的窗戶傾洩出溫暖的燈光，我越來越絕望、寂寞，彷彿遺棄了漢娜的人世，如今以另一種方式遺棄了我。

我受不了一切快得我無法趕上，彷彿人們早就遺忘漢娜的死。爲什麼生活不是一場大型的木頭人遊戲，大家都暫時不准動，而不是只有我動不得？我怨恨克勞德可以躲進工作，怨恨朋友們忙著家庭和各自的生活，我一點也不想回到過去；我以前關心的每件事情，現在看來顯得愚蠢又沒意義。

我不知道自己要什麼；只知道自己害怕獨自去面對。

我全力防堵的恐懼情緒眼看機不可失，深呼吸之後一口吞噬我。我在街道中間彎下腰，發出低沉的哀嚎。我跑向蘿拉珍家，她就住在反方向的兩條街外。我懇求上帝，希望她在家。我蹣跚跑過她的前院，踩過深及腳踝的水坑濺起水花，卻渾然不覺。樓上有個房間亮著燈，我按電鈴，整個人垮在門廊上。沒有人。我又按了一次，然後用力敲門，掄起拳頭拼命搥打，還用肩膀撞門。

沒人。我雙腳一軟跪下，因爲啜泣而不停顫抖。

拖著步伐回家，我自己打開前門進去，走到樓上的嬰兒房。瑪格莉特已經睡著。我坐在漢娜最喜歡的搖椅上，沉浸在黑暗中。窗外仍然狂風暴雨，我心不在焉地搖著，雨水打濕的牛仔褲弄髒了綠色椅墊。

我兩眼茫然，不再抗拒這種寂寞的心情。寂寞將我裹在黑暗之中，我閉上眼睛，感覺自己墜落到一個看不見也聽不到的地方。我深深吸入這片寧靜，張嘴發出無聲的尖叫；彷彿藉此將所有的痛苦釋放到世界上。苦難與折磨從我的體內流洩而出，最後只剩下沒有形體的自我，懸宕在體內的孤單感之中。

我讓自己停留在這片靜謐中，感到寧靜擁抱我、賦予我生氣。我的確是一個人，卻不寂寞。我發現，孤單與寂寞是兩回事，我之所以寂寞，是因為我認定生命有所失落，因此我需要某個人或某件事，讓我變得完整無缺。

但是我現在感受到的孤單，卻是前所未有的自我充實感，這種孤單的感受使我明白，我並不完整，卻也無缺。

□

我聽到蘿拉珍的吉普車開進來，就燒水準備泡茶。我已經習慣她三不五時不請自來，也很期待她的來訪。我今天看到她格外高興。上週日她提醒教會的兄弟姊妹，復活節即將到來。我想知道，倘若這個日子眞的是顯揚神蹟的一天，奇蹟何時才會輪到我身上。

儘管我開始可以在上市場時欣賞瓜果的香甜氣味，聽到笑話會開懷大笑，或是注意到鞋尖的刮痕而彎腰擦拭，這些時刻卻短暫又痛苦；彷彿用廉價火柴點亮我的寂寞，時間短到一下子就燒到我指尖，還沒吹熄就已經自動熄滅。最近我不再努力平息傷痛；我認爲傷痛可以把漢娜永遠留在我心中。

前門開了又關，我聽到蘿拉珍三步併作兩步走進客廳。

「妳在這裡啊，」她吻我一下。「我的小女孩呢？」

「睡午覺，不准吵醒她。」我說。

「不會。」她躡手躡腳走到樓上瑪格莉特房間。

我在兩個馬克杯裡各丟進一個茶包。蘿拉珍下樓之後，我們挨著彼此坐在廚房桌邊。蘿拉珍啜飲一口茶，對我咧著嘴笑。

「妳懷孕了，」她說：「我昨天晚上夢到的。我以前也夢到別人懷孕，從來沒錯過。」

我遲疑片刻。她似乎相當肯定，我不想潑她冷水。

「不可能，」我告訴她：「月經兩週前剛來過，絕對不可能。」

蘿拉珍收住了笑，開始打量我。

「妳確定？」她挑釁地說：「我不相信。我從來沒錯過。」

「我確定。」我說。

儘管我和克勞德之間仍然有問題，或許就是因爲如此，我們決定再生一個孩子。

我們也都認爲現在不生，以後絕對不可能生。我們上個月才開始停止避孕，要是這麼快懷孕，那就太意外了。

兩週後，我眼前的驗孕棒上出現二條由淺藍變成深藍的線條。

我探頭到威爾的房間，看看他睡著沒。

□

「嗨，媽。」他把棉被拉到下巴，聲音有點模糊。

「你好嗎，寶貝？」我問。

「還不賴，」他說：「妳可以陪我躺一會兒嗎？」

「當然可以。」我說。

威爾拿開他的藍色兔子和漢娜的粉紅毯子，幫我挪出一個位子。他現在睡在漢娜以前的房間，是他提議搬過來的。我爬到床上躺在他旁邊，發現他從我梳妝台拿了一張漢娜的相片，放在床旁邊的書桌上。

我們兩個靜靜躺在黑暗中。我幾乎快睡著的時候，威爾開口說話了。

「媽，我們怎麼確定漢娜眞的死了？」他的聲音顫抖著：「我擔心她在棺材中醒來，卻逃不出來！」

他開始哭泣。我很吃驚他竟然掛念這個，因爲他在漢娜死後，與她的屍體共處了相當久的時間。我前陣子看了些有關兒童喪親的書，書上提到，兒童對死亡的認知隨著年歲漸長會有所改變。

「噢，小乖乖，」我雙手環住他，「記得警察來我們家正式宣布漢娜已經死亡嗎？還記得三天後，她的身體變得又冷又硬嗎？我非常肯定她已經死了。」

「你確定那是三天後？」威爾問。

「對，威爾，我確定，」我說。「漢娜週三過世，週六就下葬。」

「喔。」他用睡衣袖子擦眼淚。

「還有一件事。」他說。

「記不記得那時妳告訴我漢娜就快死了，我說只要她開口要求，我就讓她睡我另一張床。後來有一次我很氣她從我房間拿走超人玩具，就拒絕讓她過來睡。我竟然對她那麼壞。」

現在我們兩個都哭了起來。漢娜已經過世十個月，悲傷的情緒像顆洋蔥，越往裡面剝就越嗆鼻。這些日子，我的腦海中不自主地回想漢娜最後幾個月的生活；我不敢相信自己竟然曾經認爲讓她走也無妨。所有事情都讓我感到愧疚；從我丟下她一人去洗手間，想到我又累又沮喪的時候竟然還對她發脾氣。我知道克勞德也充滿悔恨。幾週前我半夜醒來聽到他在啜泣，整張床因此搖晃起來。

我抬起威爾的下巴，讓他可以看到我的眼睛。

「我很高興你告訴我這些，」我親一下他的鼻尖：「我最近很難過。我也想念漢娜，後悔我說過或做過的某些事情。但是我明白自己已經盡力了，我認爲你也是。」

「對，我知道。」威爾用力吸鼻涕，拉起毯子擦鼻子。

「漢娜說人類本來就不完美。」

「她說的？」我很意外。「什麼時候說的？」

「就是前幾天，」他說：「漢娜跟我在聊天，安慰我不要太難過。她說天堂很酷，她並不害怕。那邊可以打棒球，漢娜參加綠色那一隊。你猜她還說了什麼，媽？」

「我猜不出來。」我說。

「漢娜很興奮，因為她上了天堂。她要把頭髮留長，也不必等到十六歲才能穿耳洞。」

□

我坐在地板中間，整理一小堆僅存的漢娜遺物。我拿起她的復活節洋裝湊到鼻子前，想說服自己還可以聞到她的味道，卻因爲無法確定而感到傷心，終於明白她已經走很久了。

一個半月前，我在不肯相信的心情之中熬過漢娜的一週年忌日。蘿拉珍和其他數十個友人與我們站在教堂前面的草地，種下一棵小木蘭樹紀念漢娜。這場紀念儀式是美麗中猶有缺憾的慰藉。

既然我們已經熬過一整年沒有漢娜的日子，我忍不住想著她應該要回來陪我們。結果她沒出現。接下來三天，是我在她死後最沮喪的日子。我就像差點沒頂的蜘蛛，雖然給救上來了，幾隻腳卻交錯打結，得先一一解開才能動彈。

兩週之後是漢娜五歲冥誕，我已經受夠悲傷的情緒；克勞德、威爾與我決定做件漢娜會喜歡的事情，慶祝她的生日。租車公司說他們沒有粉紅色的車子，我們只好租下一輛紅色敞篷車。克勞德與我坐前座，威爾與瑪格莉特坐後面，我們四個人一整天到處兜風，讓微風吹過髮梢。

我用薄紙仔細包起復活節洋裝、睡裙、漢娜第一雙紅鞋，放進箱子底部，然後將她收集的ＯＫ繃、貝殼、幼稚園美勞作業放在上層，蓋上蓋子。我把箱子抵著大肚子搬到樓上，放進我房間的床底下。

這些東西相當特別，不能給別人用。

我把其他東西收到客廳天花板上的儲物格，化妝箱、娃娃屋、芭比娃娃和茶具組搬進瑪格莉特房間。整理完畢之後，我躺在地板中間，痛哭失聲。

□

站在浴室鏡子前面，端詳著鏡子裡的投影，我幾乎認不出自己。我的臉孔比印象中更削瘦而憔悴，眼神專注看著我所看不到的事物，神色疲倦、果決、睿智。這是誰的軀殼？我暗忖，她想過什麼樣的生活？

一個月前的十一月底，瑪德蓮出生。第一次抱著她，我感受到爲人母的滿足，也明白這是我最後一個寶寶。除了淡淡的感激之情，我也深感恐懼。瑪德蓮的出生讓我多了一個活下去的理由，也代表我所害怕失去的會更多。我不想再對人生感到失望。

我明白自己必須開始過日子。「決心」這頭饑餓的熊，幾個月前還探索著光源，如今已經站起來，不斷揮掌；牠已經等不及我情緒好轉，變得更強壯，或是比較不悲傷。在漢娜過世後的十六個月中，威爾學會識字，瑪格莉特學會走路，克勞德爲癌症研究募得款項，瑪德蓮嚥下第一口食物。而我不願生命拋下我兀自運轉。

看著鏡中自己的眼睛，我看到一個女人；她曾經痛苦得無以復加，現在開始努力拼湊破碎的自己。我打從心底尊敬、同情她；同情她的空虛感，尊敬她找到力量。如同漢娜的心靈不會被敗壞的身軀所限制，我也不願自己只是個喪女之母。我對世界的憤怒已經化爲決心，決定在此生做些有意義、不虛假的事情。

一度差點淹沒我的傷痛，已經在我骨子裡找到新家。我不需要驅趕苦難；它已經成了我的優勢，化爲我的一部分。

□

我和金、凱特一同參加新住戶的婦女聯誼餐會。我靜靜坐在她們兩人之間，桌上鋪了麻布餐巾。她們保證參加社交活動對我有好處，才說服我今天下午來到這裡。漢娜過世之後，我拒絕出席有陌生人的社交場合。我覺得自己會亂放炮，彷彿漢娜一死，也帶走我所有的禮貌風度。陌生人一定會提起的問題讓我既尷尬又痛苦，我不知道該如何回答。

「妳有幾個孩子？」是最困難的問題。如果我回答「三個」，沒把漢娜算進去會讓我自責。如果我說「四個」，人們總會接著問：「都幾歲呢？」

旁人一聽到漢娜的事，各種反應都可能出現。就是在這種時候往往讓我想臭罵對方。最讓我火冒三丈的問題——通常由其他母親提起——就是「你給她吃熱狗嗎？」因為我的確有。我痛恨別人暗示我是導致漢娜罹患癌症的元兇之一，然而我也了解她們在憂心的面孔之下有多害怕。

我以前也相信自己可以保護子女不受傷害，控制哪些事情應該發生在我或他們身上。身爲還有另外三名子女的母親，有一部分的我仍舊希望相信自己有這個能耐。我曾經花了好幾個小時，仔細回想漢娜的一生，試圖找出她生病的理由。我仍然想知道是不是有哪些事情，是我可以、或是應該做的。我沒辦法接受自己可能永遠不會知道眞正的原因，也討厭別人不斷讓我想起這件事。

雖然我現在認爲眞實的我還躲在精心化妝、打扮的外表之後，卻也明白跟著金與凱特這裡的確有幫助。我們安全地度過雞尾酒時段；她們兩人緊張地跟在我身邊，巧妙引導交談內容，聊些無傷大雅的話題，例如找個可靠的園丁有多困難等等。她們大概事先就盤算過，膚淺的問題比較安全，免得碰觸到「癌症」或「死亡」這些字眼。

我們雖然跟七個素昧平生的人同坐一桌，看樣子可以毫髮無傷地吃完午餐。大家都點完餐之後，熱烈討論起搬到別州得換駕照有多麻煩。

有位女士生動地敍述，她如何因爲照片拍得不好，跑了監理所三次。我默默啜飲葡萄酒，端詳同坐一桌的幾張面孔。其中有多少人跟我以前一樣，以爲只有「其他」人的子女會死？我一點也看不出，有任何人曾經受過磨難。不知道其他人對我是否有同樣的看法。儘管每個人指甲都修得整整齊齊，髮型完美亮麗，我知道自己不能光從外表推斷對方有多幸福；同樣地，我也不能據此猜測別人是否受過苦。

座上有位頭髮吹整得相當整齊的金髮女子，剛從亞特蘭大搬到紐澤西，她從皮包裡拿出古馳皮夾，翻了一堆信用卡才找到她要拿的東西。

「你看，」她大聲嚷著，把駕照遞給隔壁的女子。「我看到都快氣死了。拜託，把我拍得像剛做過化療一樣。」

金與凱特呆住了。看著這位女子，我想告訴她，我所見過最美麗的臉孔，就是一位化療病人。但是我什麼也沒說。

有些父母已經站起來，我捏了捏克勞德的手，因為期待而微微發抖。我等這晚已經等很久了。

「漢娜・凱瑟琳・馬泰爾。」那名女子對著麥克風宣布，她的聲音在教堂天花板的樑柱之間迴盪。克勞德與我驕傲地站起來，看到祭壇上又點了一枝蠟燭，我們的臉頰流下清淚。在場的每對眼睛都注視著我們，連坐在前面的人都轉過頭來。這些人不需要認識我們，也明白我們的遭遇；因為他們也有相似的故事。

這是另一種畢業典禮，是「同情之友」組織為喪失子女的父母舉辦的紀念儀式。最近克勞德與我開始參加他們每週的聚會。漢娜死後，我們第一次發現有個地方，自己不會因為痛失一個孩子而遭人另眼看待；人們看到我們流淚也不會害怕，更不會催促我們「向前看」。這個聚會讓我們夫妻不但保存漢娜的回憶，也有機會和對方相處。聚會後的回程車上，沒有孩子要照顧，我們分享著彼此的心情，彷彿回到約會時光。

過去一年，我也開始結識其他有子女死於癌症的母親。漢娜接受治療的醫院有個社工師，建議我用自己的經驗幫助別人，我答應試試看。如今我們十五個人定期在彼此家中聚會；我不知道還有哪個聚會是孩子在一旁嬉戲，而母親相對哭泣的。

雖然慟失一個孩子，我再也不覺得自己與眾不同或孤立無援。以前我以爲苦難只會發生在別人身上，如今我明白那是我長久以來的一部分。我學會同情自己；且因爲了解別人的苦痛，而學會同情他人。

唱名結束之後，坐滿許多家庭及其親友的教堂響起掌聲，屋裡瀰漫著對站起身的父母的關愛與敬意；這是我記憶所及最光榮的一刻。大家魚貫而出到隔壁房間喝咖啡，有些人三三兩兩圍成小圈圈，聊起自己逝去的子女。

我正在說漢娜的事，有位母親打斷我。

「喔，天啊，」她說：「妳女兒就是那個紅鞋妹妹！」

她叫芭芭拉，她女兒艾琳過世時才兩歲。艾琳也在漢娜那間醫院接受治療，她住過的小兒科加護病房，就是漢娜術後待過的那間。

「那裡的住院醫師與護士都非常好，」芭芭拉說：「他們很尊重艾琳，走進病房一定會先自我介紹，也非常注意細節。別人可能覺得那些小事很蠢，艾琳卻很在乎，例如讓她自己挑選ＯＫ繃。」

克勞德與我相視而笑，握了一下彼此的手。

芭芭拉繼續說道：「護士告訴我，艾琳讓她們想起另一個小女孩。聽說她們還常常想到那個孩子，因爲她改變了醫院裡很多規矩。爲了保護病人隱私，她們不能透露她的名字，但總是叫她『紅鞋妹妹』。」

克勞德與我忍不住哭泣；不是因爲悲傷，而是深切的驕傲與安慰。漢娜的生命似乎爲這個世界帶來些許不同；不但改變了她深愛的人的心情與生活，無形之中也影響了其他從未謀面的人。

同情不是在悲痛者面前表示遺憾，眞正的同情，是明白別人的苦難就如同自己的苦難。我們明白自己與他人之間有如此密切的關係，才知道我們屬於彼此；我們並非獨自受苦。

5

驚奇

從窮究不捨到順其自然

開始走路……
你的腿會逐漸感到沉重、疲倦……
然後在某個時刻，
感到自己長出雙翼，
越飛越高……

——魯米

魯米（Jelaluddin Rumi, 1207-1273），伊斯蘭神祕主義重要詩人。

□

「妳有沒有想過，『這一切究竟有何意義？』」蘿拉珍問。

她背對客廳窗戶站著，午後的陽光從她身後流洩進屋內，使她看起來有幾分像是有紅色光環的天使，然而她實在太激憤，不夠聖潔。蘿拉珍最得我心之處，就是她不拐彎抹角的個性。

「眞的，」她繼續說道：「上帝究竟在想什麼？其中一定有道理。我不相信祂如此大費周章，卻毫無用意。」

我深表贊同。這些日子裡，我逐漸變得堅強，並下定決心要好好經營自我，利用有限的一生；也準備面對縈繞在我心頭揮之不去的兩個問題：漢娜爲何會死？她現在又在哪裡？我十分焦急，彷彿我知道得太多，也知道得太少。我確定漢娜的死一定有其原因，卻不知道是什麼。我也感覺到，她似乎在某個地方，卻不知道她究竟在哪裡。無論我多費心去想，永遠只能在這裡打住。我確定只要自己可以回答這兩個問題，我生命中的其他事物就能各安其所。

「我不想反覆爲同樣的問題納悶了，」我說：「不如我們想辦法找出答案？」

一週後，蘿拉珍和幾位女性教友來我家碰頭，這是我們後來稱作「週五早晨靈修小組」的第一次聚會。我們一起尋找答案。蘿拉珍充當我們的非正式組長。她探究其他宗教傳統多年，以期對基督教有更深入的了解。我們在她建議下開始閱讀、討論各種主題的書，從解夢、通靈現象到其他宗教的古老智慧等等不一而足。以前我愛在餐桌邊跟朋友們喝咖啡、聊是非，如今則是喝咖啡、談輪迴。

我覺得自己彷彿是小小鳥，啄著蛋殼內壁準備孵化。我內心經歷巨變，外在卻跟漢娜生病前沒有太大差異。竟然毫無跡象顯示我經歷了這麼多事情，這點讓我很沮喪。我希望外在的自己更熱情，更隨性，反映內在日益增長的坦率、無畏。然而我也不願改變得太快。我最近才又重新感到穩定，延續過往讓我感到自在、安全。

儘管我不敢徹底踏入新生活，我閱讀的書、與朋友交談的內容卻在我心中打開新的一頁。以前我以爲自己的遭遇難以言喻，如今我學習如何述說自己的經驗。有一部分的我總覺得自己是局外人，與多數人大不相同，現在我不再認爲這樣的自己有多奇怪。雖然我還是虔誠信仰基督教，現在卻可以自在用其他方法表達、體驗我的信仰。我開始記錄夢境，點蠟燭，燃香，這些都是我多年前就不再做的事情；彷彿必須因爲「長大」，就放棄這些少女時期的習慣。

我與克勞德分享這股熱誠，他卻無動於衷。

「妳跟妳那些朋友都是群怪胎。」他半開玩笑地說。

雖然有一部分的我相信他說得可能沒錯，卻不打算放棄尋找眞相。我就像是口渴難耐的沙漠行者，一察覺遠方有綠洲的蹤跡，便執意向前行去。

□

克勞德公司的聖誕晚會接近尾聲，大夥兒整晚在員工餐廳吃點心、喝水果酒、跳方塊舞，玩得十分盡興，還大排長龍等著看聖誕老公公與聖誕老婆婆。時間已經很晚，許多家庭早就離開了。我們走向電梯，大廳空蕩蕩。我抱著小蓮，威爾和瑪格莉特則在克勞德與我身邊繞著圈子互相追逐。

有一個女子帶著一個小女孩從大廳另一頭走過來，克勞德認出對方是他的同事。我們寒暄一番，然後一起走進電梯。電梯門關上之後，那位女士的目光掃視我們一圈。

「你們漏了一個孩子吧？」她問。

克勞德看看威爾、瑪格莉特、瑪德蓮，最後看看我。

「沒有啊，」他轉向那名女同事：「爲什麼這麼說？」

「怪了，」她微蹙雙眉：「我很確定剛剛在大廳遇到你們的時候，看到四個孩子，不是三個。」

克勞德與我互看一眼，心裡想著同一件事。我多希望是漢娜回來看我們，卻又不敢仔細確認。就連一絲絲懷疑的氣息，都會破壞這層脆弱的聯繫。

□

我開上車道停好車，把兩個女兒扣在汽車座椅上，免得她們到處亂跑。我從行李廂搬下鳳仙花和三色紫羅蘭的花苗。春天到了，梧桐樹再度冒出翠綠色嫩芽，如同漢娜在世時一樣。以前漢娜喜歡到池塘邊，如今瑪格莉特與瑪德蓮也喜歡到那裡餵鴨子，向高大的木蘭樹揮手。我彷彿走上迴旋梯，雖然不斷看到一樣的景色，每回卻都有不同的視角和感受。

搬完所有花苗之後，我拍拍手上的塵土，發現前門掛了一個大塑膠袋。我心想，大概是誰有舊衣服要送給兩個女兒。我打開袋子，裡面放了一張紙條，還有一條捲起來的毯子。我先讀那張便條紙。

親愛的馬泰爾太太：

這條地毯是令嬡漢娜送給妳的。請不要覺得我很奇怪，我從沒碰過這種事情。雖然我們素昧平生，但是我女兒就讀牧草花幼稚園時，我就聽說過漢娜。幾年前我學會編織毛毯，決定爲四個女兒各編一條。我剛開始織這張毯子的時候，以爲是要給其中一個女兒。但是不久後就發現自己錯了，我編織毯子的時候老想著漢娜。我不知道該如何解釋，但是我知道漢娜要我織這條毯子給妳，當作是她的口信。

我和漢娜在過去一年共同製作這條毯子，她改變了我對死後來生的看法。我不再害怕，覺得自己很有福氣。漢娜非常愛妳，感謝有妳這個母親。

愛，瓊安

當我打開毯子，疑惑的念頭隨之消失——毯子的底色和我們家地毯一樣，是那種特別的藍綠色，毯子中央有個金髮天使漂浮在星空中。天使手中捧著一朵碩大的粉紅色玫瑰——玫瑰，正是她為瑪格莉特取的中間名。

我站在車道上開始哭泣，心裡明白，這的確是漢娜的口信。我很高興她選在「普通」的一天，捎信給我。

□

今年夏天，瑪格莉特已經滿三歲。她和瑪德蓮就像兩隻小獼猴，總是黏在一起；瑪格莉特走到哪，瑪德蓮就跟到哪。最近她們問了許多有關大姊姊漢娜的事；我認爲時候到了，可以給她們看看漢娜的東西。我剛從床底下把箱子拉出來，電話響了起來。

「等一下，我馬上回來。」我說。

「好，媽咪。」她們回答。

我衝下樓接電話，是威爾棒球隊球友的媽媽，她通知我今晚球隊比賽的地點。我寫下來，然後兩人聊起在這個球季結束時要怎麼爲孩子們辦披薩派對。聊著聊著，我就忘了時間，過了好一會兒才想起瑪格莉特和瑪德蓮還在等我，我才剛掛上電話，就聽到她們走下樓來。我早該猜到會發生什麼事。

「我打扮得很漂亮吧，媽咪？」小蓮說。

「我也是，媽咪。」瑪格莉特插嘴道。

我回過頭，只見小蓮穿著漢娜的粉紅色睡裙，因為太長，她只好把裙襬提起來，免得給絆倒。她朝著我抬起一隻腳。

「妳看，媽咪，剛剛好耶。」她說。果然，她腳上穿著漢娜的紅鞋。

「是我幫小蓮扣鞋帶的。」瑪格莉特驕傲地說。

我轉頭看瑪格莉特。剛剛只注意小蓮，所以沒仔細看另一個小女孩的穿著。她露出來的每吋肌膚，從頭到腳，都貼著漢娜收集的OK繃。她們倆站在那裡對著我笑。

我到現在才發現，自從漢娜死後，我始終戰戰兢兢，深怕自己如果不能完整保存藏在這些特殊紀念品之中的魔法，我就會失去屬於她的回憶。如今魔咒已經解除，我明白這些OK繃、睡裙、紅鞋還可以繼續使用好一段時間，延續它們的生命。我不能再將漢娜的回憶關在箱子裡，也不該繼續關閉自己。看著瑪格莉特與瑪德蓮對我笑逐顏開，我不知道自己該開懷大笑，還是痛哭一場。

「妳們兩個好漂亮喔，」我終於開口，蹲下身子展開雙臂。她們兩個咯咯笑著奔到我懷中。

「漢娜一定也這麼認為。」我又加了一句。

□

我看得目不轉睛。佇足在紐約大都會博物館的莫內大作前，我明白他自信揮灑的畫筆捕捉到某個靈動的時刻，讓人覺得看到紅色桌巾上這瓶向日葵，此生足矣。

隔天我就買了一小組顏料、幾枝畫筆、一張畫布，以及一本學畫手冊。我在餐桌上鋪了幾張報紙，裝了一碗水，在調色盤上擠了一點顏料開始調色。我不慌不忙，讓每一步引導我畫下去。

我先用淺灰色鉛筆在白色畫布上勾勒，起伏山丘上出現一間堅固的木屋，四周都是樹林。小溪漸漸成形，白色水花濺落在拐彎處的岩石上，然後放慢速度，繞過房子形成深邃的漩渦。我又在畫布上添了一口小井，井旁邊放著橡木汲水桶，最後加上一條通往木屋後門、長滿野花的古老小徑。

我試探性地在畫布上點下第一筆顏料，接下來每一筆愈來愈大膽。顏料吞沒了鉛筆素描的輪廓，使我隨著激發這幅畫作的想像力馳騁，而非我自己的設計。我在過程中愈有耐心，所學到的就愈多。我發現一片樹葉是由各種綠色組成的，西洋杉屋頂在午後陽光照耀下，會出現極細的金色裂痕。就連一時失手，在畫布上也自成一格：在黃色上不慎添加過多藍色，一片暗色青苔就出現在溪流岩床周圍。

當我畫畫時，覺得自己生機盎然，內心滿溢的喜樂超越時空的限制。猶記得當時看著漢娜專注地布置茶會餐桌，如今自己終於接受她的邀請，全心投入生活。我的重視與專注讓畫畫這件事有了意義；並不是畫畫這個活動本身所產生的。

兩個月後，我在畫作右下角落款，把它靠在廚房流理台上的窗邊。從窗戶看出去，克勞德正推著瑪格莉特與瑪德蓮盪秋千。女兒們開心尖叫，小小的身影一會兒躍入溫暖的陽光中，一會兒又盪了出去。我想起與漢娜做指畫的那個下午；此時此刻，那些紅色、藍色、黃色、綠色的顏料，似乎正在草地上對我眨眼睛。

下一條街口的紅綠燈亮著紅燈。我已經遲到所以很不願意減速。腳正要離開油門，號誌燈就變成綠色。

□

「謝謝。」我鬆了一口氣。

近來，我對於一心試圖找出答案感到厭倦；不再祈禱「拜託，拜託，拜託」，反而開始說「謝謝，謝謝，謝謝」。就從我這一生幸運得到的一切開始感謝——我的子女、朋友、健康、我們夫妻對這段婚姻的努力。我發現，一旦開始心懷感謝就停不下來；越仔細去看，就越發現自己有多幸運。我很快學會感謝萬事萬物：感謝樹木提供樹蔭，感謝毛衣提供溫暖，感謝狗狗有柔軟的毛。

感謝之心改變了我看待事情和過日子的方式。因爲心存感激，我發現每一刻都值得感激；儘管那不過是一口呼吸所帶來的。我想起漢娜，想起她在每件事情之中幾乎都能找到樂趣。實實在在地感受每一刻，絕對不只是樂觀看待每件事情；它讓我重拾漢娜曾經與我分享的深遠平靜。

在那種平靜之中，我逐漸體悟到一個令人敬畏的事實；沒有任何一刻可以單獨存在；每一刻都連結著過去與未來。而串聯起每一刻的方式是如此充滿智慧，彷彿不是我在過日子，而是日子在過我。

□

我沿著海水邊緣走著，感受腳底下滑動的沙子。我很愛海；面對海洋的浩瀚無邊、日夜不息，我感到自身的卑微。

我驚訝而興奮地意識到，自己的生活需要改變。漢娜過世後這幾年來，我已經擺脫預期自己的內心會隨之幽閉的恐懼；如今我渴望有清楚的目標，希望自己更投入生活。

克勞德與我雖然仍試圖挽救我們的婚姻，我們的愛情卻如同流動的沙子一般，眞實卻不穩定，逐漸在腳下流失。我們兩人都不滿意目前的生活，對於該如何改變現狀，卻又無法達到共識。我無法想像沒有克勞德的生活，離婚似乎是非常遙遠的選擇；儘管我渴望放棄生命中不再正常運作的事物，卻又害怕失去對我很重要的所有一切。

坐在沙丘邊緣，我仰身躺臥在它的溫柔起伏中。閉上眼睛，在海浪拍擊海岸碎裂成浪花的聲響中，聆聽著自己的心跳。我深吸一口海風，舔舔嘴唇，品嘗舌頭上的鹽味。我平靜地躺著，被無邊無際所籠罩。我覺得自己很渺小，非常渺小，卻又被緊緊擁抱。我感覺到生命的潮汐輕推著我，離開過去對自己的期望。我想順從於此，但是我必須先確定，無論生命將我帶到何處，漢娜也必須在那裡。

聽到頭頂有海鷗的鳴叫，我張開眼睛坐起來。

一手擋著眼睛上方，我覷眼看著午後強烈的日光。有棕色斑點的海鷗，張著巨大白色翅膀朝我這裡飛來。牠向下滑翔、跳動時，雙眼始終盯著我看，然後停在我前面幾呎的沙灘上。我們倆默默打量對方。一開始，牠看起來就跟其他海鷗一樣，但是仔細觀察就發現牠的腹部比其他海鷗要白；翅膀的羽毛只有尖端部分是棕色，右腳有點受傷。牠的一隻眼睛眨了眨，開始整理羽毛。我看著牠，發現牠跟我一樣既平凡又特別。

使月亮高掛天空，地球轉動，海洋潮來潮往的神蹟，也孕育出漢娜、這隻海鷗和我。這種神蹟是萬物興衰的源頭，使萬物在不斷改變中維持恆常不變。無論我怎麼做，無論漢娜在哪裡，我們兩個永遠是對方的一部分。這不只是我詩情畫意的幻想或安慰自己的念頭；這是眞相。

我不必再費心思索每件事情的道理。我的詰問沒有單一的正確答案，只需要去體會其中的不確定、完整性和神祕性。

□

瑪格莉特與瑪德蓮坐在車後座的安全座椅上，威爾坐在我旁邊。前方車子減速要左轉，我的腳放開油門。

「媽咪，妳看！」小蓮興奮大叫，手指著前方，在座位上扭動著身體。「我出生前在天堂的時候，就是跟漢娜在這裡一起玩！」

她指著漢娜最喜歡的那一棟粉紅色房子。

我不知道她怎麼會曉得，也不需要知道。我就當這是漢娜的生命帶給我的禮物，也證明所有事物是如此神祕不可測。

回顧過往，我發現從漢娜生前最後一年，到她死後的三年半期間，我的信仰逐漸圓熟。就在完美的這一刻，有顆果實鬆開了信仰這棵樹最頂端的枝椏，掉到我的腿上，甜美又多汁。

□

早餐桌中間有個粉紅糖霜蛋糕，旁邊圍著一圈白色蠟燭。今天是漢娜八歲冥誕；打從開紅色敞篷車兜風爲漢娜過五歲生日起，我們往後每年都會慶祝這個日子。克勞德與威爾出門上班上學前已經吹了三包氣球，屋裡每個角落都飄著鮮豔的氣球和棉紙彩帶。瑪格莉特與瑪德蓮高興地湊過來要「幫忙」，結果一下子扯出一長串透明膠帶。我把早餐碗盤放進洗碗機時，她們在一旁跳上跳下，催促我動作快一點。今天不但是漢娜的生日，也是她們倆頭一天上芭蕾舞課。

打從夢想著有女兒，我就開始想像這天會是什麼情景。就像班上其他同學一樣，我的女兒會穿上淺粉紅連身韻律裝和同色褲襪，提著裝了淺粉紅色芭蕾舞鞋的黑色漆皮盒子走進教室，頭髮用粉紅色緞帶紮起整齊的馬尾。其他母親與我驕傲地微笑，我們的模樣看起來差不多：精心剪裁的長褲、硬挺的襯衫、平底皮鞋，搭配金錶、金手鐲、金耳環。我們的頭髮光滑地向後挽起，而我們較小的孩子乾乾淨淨躺在娃娃車中，打過嗝後正在安詳地睡覺。

沒錯，我很清楚第一堂芭蕾舞課會是什麼情況，而且絕對不是我們這樣。瑪德蓮的淺粉紅色緊身韻律裝沾著巧克力和昨晚的義大利麵醬；因爲她連續穿了兩天，興奮到連睡覺也不肯脫。粉紅色褲襪與舞鞋跟其他同學的確很相配，但是頭髮就快脫離花梢的螢光綠、粉紅、藍色相間絨球髮帶的束縛。她不肯用那只精緻的黑色皮質包包，而把兩人的舞鞋胡亂塞進黃色尼龍袋子裡；袋子裡還放了書和芭比娃娃，「以防萬一」。至於瑪格莉特，她才不屑我建議的粉紅色韻律裝，自己從化妝箱挑選出一套舞會服裝。衣服上有藍色亮片，短裙閃閃發光、五顏六色，和底下的紅色褲襪不太搭。她套上一雙有點像芭蕾舞鞋的銀色室內拖鞋，頭上戴著灰姑娘的王冠。

在大廳鏡子看到我們的身影，我裹足不前。不管其他母親會怎麼穿，我知道我的長裙、黑色皮靴、紅色羊毛披肩，就像瑪格莉特的服裝一樣突兀。夢中，那個陪著女兒上第一堂芭蕾舞課的女人到哪裡去了？

這時，我心裡突然冒出一個聲音：「或許妳該換套比較得體的衣服。至少也該要求瑪格莉特與瑪德蓮換掉。」我差點失聲大笑。我知道，這就是那個女人的心聲；她總是擔心別人怎麼想。她怕東怕西，我可不會。

看著鏡子中我們母女三人所構成的畫面，多年來我蝸居其中的箱子漸漸瓦解消失了。我知道有一部分的我永遠害怕受傷害，害怕犯錯，害怕別人不愛我。我不必期待畏懼離我而去；如同我所經歷的磨難，這種膽怯也是我的一部分。

我轉向瑪格莉特和瑪德蓮。「妳們兩個好漂亮喔。」我說。

「妳也是，媽咪。」她們咯咯笑著。

「那我們還在等什麼？」我說：「走吧！」

漢娜使我領悟到，有一種死亡比帶她離開世間的這種更可怕：畏懼足以使靈魂窒息，錯過許多歡樂。我看著瑪格莉特與瑪德蓮微笑著踏進舞蹈教室，頭抬得高高的，於是明白漢娜紅鞋的魔法，已經繞了一個完整的圓·，她不只把這份禮物送給我，也送給兩個妹妹。

□

我睡著了，懸浮在一片靜默之中，四周空無一物、毫無動靜。有什麼東西畫破表面，寂靜隨之消散。我往上漂浮，靠近意識之所在。我並非孤單一人。我輕輕緩緩地飄向另一個人。眼睛雖然還閉著，我卻不害怕。我聽到她的呼吸聲，感覺到她耐心等待著我，也知道她就站在床旁邊。我的雙眼仍然閉著。她還在等。我張開雙眼。

她站在第一道曙光中靜靜地微笑，彷彿她打從開始就知道，現在也很清楚。當時是春天，她開始發病，醫生告訴我們她的生命垂危。

「媽咪，」她說：「我做了一個夢。」

我掀開被子，一晚好眠的暖意隨之散逸。她爬進來，鑽到我身邊，轉過頭面對著我。

她重複說道：「媽咪，我做了一個夢，非常非常特別的夢。」

我們的臉幾乎互相碰觸。她停了一下，眼中閃著光，彷彿正要透露什麼祕密。

「我夢到上帝還有天使來接我，帶我到祂的世界！」

她拍拍小手。

「媽咪，」她興奮歡呼：「這不是很棒嗎？」

她雙手抱住我的脖子，我不顧一切地緊擁著她。

□

漢娜過世七年後，許多事情物換星移。

克勞德與我離婚了。對我而言，分道揚鑣雖然痛苦，卻也是無可避免。經過好幾個禮拜的交心、告白之後，最後我們兩人坐在廚房餐桌邊，草擬各人的監護權與財產分配協議。我們先前已經多次運用馬可夫醫生的法則，這次也不例外；運用手邊的資訊做出最明智的抉擇。

此外，我朝著一直都在前方等我的新生活走去；我與漢娜生活最後一年所體會到的平靜，仍在我心中繼續生根，形成新生活的基礎。我目前的生活——其中包括另一段婚姻——因爲生之喜悅以及生之神祕而日漸圓熟。

威爾、瑪格莉特、瑪德蓮日益成長茁壯；我相信，有一部分得歸功於漢娜仍活在他們的生命中。威爾睡前大部分時候都會跟漢娜說說話，瑪格莉特、瑪德蓮常常自豪地提起她們的「大姊姊」。

為了紀念漢娜而在教堂前種下的木蘭樹第一年就開花，關愛漢娜的人會到那裡緬懷她。較低的樹枝上掛著天使、蝴蝶的裝飾品，還有一條小孩子的塑膠串珠項鍊。每逢她的生日、忌日，樹下總有一束束的鮮花。

我再也沒把漢娜的紅鞋收回床底下。瑪德蓮穿著這雙鞋走路、跳舞，直到鞋尖的漆皮磨損，鞋帶的扣環部位斷裂，鞋跟幾乎完全磨平。儘管如此，這雙紅鞋一直活在我心中，時時讓我想起漢娜明亮的心靈。

誌謝

使本書充滿睿智，或帶來動人故事的所有人，我都毫無保留地感謝你們。以下我所提到以及更多沒有提到的人，我都要對你們張開雙臂，誠心致意。

感謝 Bantam 出版社的編輯 Toni Burbank，我深深敬愛你，感謝你有條不紊、慷慨大方、誠懇正直，以及本書的嚴格批評與意見。也感謝 Beth Rashbaum、Barb Burg、Susan Corcoran，以及 Bantam 出版社許許多多人，感謝你們的熱心支持，以及對本書的持續關切。

感謝我的經紀人 B.G. Dilworth，我很榮幸，也很開心能與你合作。謝謝你對這本書如此有信心，也堅信這本書有其意義。你的開放、睿智、勇於夢想，至今仍舊對我有所啓發，使我在事物中看到可能性。感謝這本書的「保母」Debra Evans，我要大大讚揚妳的洞察力，感謝妳願意爲本書效力。

感謝 Mark Matousek、China Galland、Jeremiah Abrams 以及 Joan Oliver，感謝你們珍貴的編輯意見。身爲你們的朋友，我所感受到的關愛與喜悅無可取代。感謝 Jane Hirshfield，不只要感謝妳的體貼與友誼，還要謝謝妳開啓我內心的詩意。感謝 Dunstan Morrissey 神父，您讓我的作品在天空牧場的寂靜、莊嚴中開花結果。感謝我的高中英文老師 Dr. Clark，要不是你堅持我盡全力才給我A，這本書就沒有現在的成績。

感謝 Jennifer Welwood，妳的友誼爲我帶來生命之光。感謝 John Welwood，你不斷探尋眞正有意義的事情，所表現出的正直與心意，對我啓發良多。感謝 Palden，我要向你鞠躬，也對我們會面時彼此心中的沉靜致上敬意。感謝 Rahim，感謝你優雅地接納，如同你所說的，「天使般的禪棍的溫柔拍打」。感謝 Susan Shannon，能跟妳一起走上虔誠信仰的道路，實在是一大喜樂。感謝 Florence Falk，感謝妳的友誼與智慧。感謝 Diane Berke、Tony Zito，因為你們的友誼與好客，使我更喜歡去紐約拜訪。

感謝 Mary 與 Phil Lore，我永遠感激你們陪我度過難關。感謝 John、Kaitlin，和 Samanath，謝謝你們與我分享你們的家與你們的心。

感謝 Amy Fox、Vanda Marlow、Kath Delaney、Gary Malkin、Nick Hart-Williams 和 Jeff Hutner，你們的友誼，對我及我的作品的支持，已經超出職責所須。感謝 Wendy Perry 敞開家門歡迎我們一家人和我的作品。感謝 Farhad、Mina Nawab 和 John Salz，我非常享受我們在喝咖啡中建立的單純友誼，以及激發我靈感的聊天內容。感謝「甜甜圈之屋」的 Darlene 提供糖霜和果醬甜甜圈，給我長久坐在電腦前寫作的動力。

感謝 Dr. Peri Kamalaker、Dr. Joel Edman、Dr. Mark Markoff、Dr. Joel Brockstein、Dr. Bekele、Dr. Saad、Dr. Bagtas、Jill Kurnos-Wichtel，以及 Susan、Pat、Katie、Amy、Bridget、Kathy 等護士們，以及其他我想不起來你們的名字，卻忘不掉你們臉孔的人，我永遠感激你們無微不至地照顧漢娜與我的家人。感謝費哈芬（Fair Haven）的聯合衛理公會基督教會的兄弟姊妹爲我們祈禱、做飯，扶持我們一家度過漢娜生病與死後的艱難時期，尤其是 Martha 和 Rich 夫婦、Dave、Maureen、Allison、Sara Aquires、Nancy Farr、Bonnie Hallowell、Karen Ganson 和 Pat Magowan，謝謝你們。

感謝蘿拉珍，妳的友誼與關愛長存我心中。感謝 Ralph 和 Carolyn Baker 同意讓我將蘿拉珍的生命與笑聲收錄在此書中。感謝費哈芬的朋友，尤其是 Rhea、Fred Harris、Bob、Loukia LoPresti、Daryl、Tom Ley、Brenda Jacobson、Meaghan Ladd、Jamie Sussel-Turner、Nancy Sheridan、Maureen Campion、Nina Fisher、Joan Forsythe、Rhett Castner 以及牧草花幼稚園，謝謝你們。感謝 Kim Montella、Kate Shevitz、

Lili Carroll、Ann與Mark Orr、Barbara與Jimmy Shaw，我永遠感激你們陪伴我。

感謝每一個活在關愛他們的人心中的孩子，包括Scott Lore、Danielle Markoff、Erin Barbolini、Kimberly Pertrillo、Ryan Saberon、Bryce Ziegler、David Binaco、Stephen Verdicchio、David Vanderbilt、Sara Appelbaum、Cliff Dainty、Tushar Bhatnagar、Margaret Rose Delatore、Debbie Steup、Pamela Mullen、以及Anthony Martell，我向你們以及你們的母親致敬。

克勞德，我很感激你當威爾、漢娜、瑪格莉特與瑪德蓮的父親，也很看重我們兩人以現有資訊做最佳決定的方式。感謝其他馬泰爾家人，包括Wilbur與Helene夫婦、Marien與Geroge夫婦、Susan Martell、Ruth與Larry夫婦、Charles與Cindy夫婦、Julia與Rod夫婦、Molly與Alan夫婦，以及Diana Martell，你們在我生命中占有獨特的一席之地。

感謝Yann Housedn、Gladys Housden、Mark與Elke夫婦、Claire與Ian夫婦，

感謝你們接受我，讓我進入你們的生活。

感謝我的父母，Ron 與 Lenore Schlack，你們總是不斷提醒我，我有多能幹，有多受寵愛。這本書證明你們對彼此以及對我屹立不搖的關愛與扶持。感謝其他家人，包括 Diana 與 Chris 夫婦、Laura 與 Brock 夫婦、Ben Schlack、Karl 與 Marilee Schlack 夫婦、Larry 與 Marilyn Schlack、Betty Hoodak，以及 Kathleen 與 Lou Roehrig 夫婦，謝謝你們。謝謝，謝謝。

感謝威爾、漢娜、瑪格莉特和瑪德蓮，你們每個人都爲我的生命帶來智慧、愛與美。當你們的母親是我莫大的喜樂。

感謝我的丈夫，我的愛——Roger Housden。第一次見面，你就深深看進我的心坎，我知道終於有人看見我。感謝你溫柔、全力地支持我和這本書；這本書之所以完整豐富，都是因爲你。我感激你的每一面，感激你給我的一切，感激我們的愛；這份愛就如同最後一口氣，既永恆又微不足道。

LOCUS

LOCUS

LOCUS

LOCUS